MW00463798

AL FINAL,
ASUNTOS DE VIDA
O MUERTE

Henry Marsh

AL FINAL, ASUNTOS DE VIDA O MUERTE

Traducción del inglés de
Eduardo Hojman

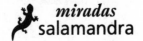 *miradas*
salamandra

Papel certificado por el Forest Stewardship Council®

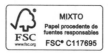

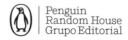

Título original: *And Finally*
Primera edición: enero de 2023
Primera reimpresión: febrero de 2023

© 2022, Henry Marsh
© 2023, Penguin Random House Grupo Editorial, S.A.U.
Travessera de Gràcia, 47-49. 08021 Barcelona
© 2023, Eduardo Hojman, por la traducción

Penguin Random House Grupo Editorial apoya la protección del copyright.
El copyright estimula la creatividad, defiende la diversidad en el ámbito de las ideas y el conocimiento,
promueve la libre expresión y favorece una cultura viva. Gracias por comprar una edición autorizada
de este libro y por respetar las leyes del copyright al no reproducir, escanear ni distribuir ninguna
parte de esta obra por ningún medio sin permiso. Al hacerlo está respaldando a los autores
y permitiendo que PRHGE continúe publicando libros para todos los lectores.
Diríjase a CEDRO (Centro Español de Derechos Reprográficos, http://www.cedro.org)
si necesita fotocopiar o escanear algún fragmento de esta obra.

Printed in Spain – Impreso en España

ISBN: 978-84-19346-01-8
Depósito legal: B-20.366-2022

Impreso en Liberdúplex
Sant Llorenç d'Hortons, Barcelona

SM46018

Para mis nietas Iris, Rosalind y Lizzie

Dos cosas llenan mi ánimo de creciente admiración y respeto a medida que pienso y profundizo en ellas: el cielo estrellado sobre mí y la ley moral dentro de mí.

IMMANUEL KANT,
Crítica de la razón práctica

Somos de la misma materia de los sueños y el sueño envuelve nuestra breve vida.

WILLIAM SHAKESPEARE,
La tempestad

Trabajé como neurocirujano durante más de cuarenta años. Vivía en un mundo donde abundaba el temor y el sufrimiento, la muerte y el cáncer, y, como todos los médicos, me veía obligado a encontrar un equilibrio entre la compasión y el distanciamiento. En ocasiones me resultaba difícil, pero rara vez —o nunca— me preguntaba cómo me sentiría si lo que veía cada día en el trabajo me ocurriera a mí. Este libro es la historia de cómo me convertí en paciente.

Llegué a la medicina por una ruta sinuosa que implicó estudiar y abandonar Filosofía. Durante mi formación como médico, aprendí algunos rudimentos de ciencia, pero, aunque la ciencia me fascina, no me considero un científico (la mayoría de los neurocirujanos no somos neurocientíficos: sostener lo contrario equivaldría a afirmar que todos los fontaneros son metalúrgicos). Sin embargo, a medida que me aproximo al final de mi vida me acosan preguntas filosóficas y científicas que de pronto me parecen muy importantes, cuando siempre las había dado por sentadas o las había ignorado. Este libro es, también, la historia de mis esfuerzos por comprender algunas de esas preguntas sin que ello signifique necesariamente que haya encontrado las respuestas.

PRIMERA PARTE

Negación

1

En su momento, me pareció casi gracioso que fueran a hacerme un escáner cerebral. Debería habérmelo pensado antes. Siempre les había aconsejado a pacientes y amigos que evitaran esa clase de pruebas a menos que tuvieran problemas graves: «Es posible que no os guste lo que veáis», les decía.

Me había ofrecido como voluntario para un estudio de escáneres cerebrales en gente sana. Tenía curiosidad por ver mi propio cerebro, aunque sólo fuera en la escala de grises de los píxeles de una resonancia magnética. Si bien me había pasado gran parte de mi vida examinando escáneres del cerebro —así como cerebros vivos cuando operaba—, la profunda emoción que experimenté cuando presencié por primera vez una operación de cerebro, como estudiante de Medicina, se había esfumado rápidamente en cuanto empecé a formarme como neurocirujano. Además, cuando estás operando no te conviene distraerte con reflexiones filosóficas sobre el hecho profundamente misterioso de que la materia física del cerebro sea capaz de generar pensamientos y sentimientos, o sobre el enigma de que se trata de un proceso consciente e inconsciente a la vez, así como tampoco es oportuno que te pongas a pensar en los familiares del paciente bajo tu bisturí, que aguardan desesperados y angustiados en alguna parte del mundo fuera del quirófano; tienes que apartar esos pensamientos y sentimientos, aunque nunca dejen de rondarte. Lo único que importa es la operación y la confianza en ti mismo que hace falta para llevarla a cabo. Cuando uno opera, vive muy intensamente.

Sin duda pensaba que observar mi propio cerebro reviviría la fascinación que me llevó a convertirme en neurocirujano y experimentaría una sensación sublime, pero era pura vanidad: sencillamente, había asumido que la resonancia revelaría que yo era una de esas pocas personas mayores cuyo cerebro no muestra ninguna señal de envejecimiento. Hoy me doy cuenta de que, aunque ya me había jubilado, seguía pensando como un médico: que las enfermedades sólo les sobrevienen a los pacientes, no a los médicos. Me sentía bastante despierto, mi memoria era buena, tenía buena coordinación y equilibrio, corría varios kilómetros a la semana y hacía pesas y viriles flexiones de brazos. Sin embargo, cuando por fin revisé las imágenes de mi cerebro tuve la sensación de que esos esfuerzos eran tan inútiles como cuando el rey Canuto intentó ordenarle a la marea que se detuviera para no mojarse los pies.

Habían pasado varios meses desde la prueba cuando por fin me obligué a abrir el disco compacto que me habían mandado, tarea que había postergado con toda clase de excusas: descargar los datos al ordenador podía ser complicado, tenía programadas muchas conferencias en el extranjero y mucho que hacer en mi taller de carpintería, quería pasar tiempo con mis nietas... Ahora sé que sentía aprensión por lo que aquellas imágenes podrían revelar, pero había logrado reprimir ese temor y mantenerlo apartado de mis pensamientos conscientes.

Descargar los archivos me llevó tan sólo unos minutos, pero, a medida que miraba una a una las imágenes en la pantalla del ordenador, corte por corte, subiendo desde el tronco encefálico hasta los hemisferios cerebrales, como en su día examinaba los escáneres de mis pacientes, me invadió un sentimiento de impotencia y desesperación. Me vinieron a la cabeza esas historias de gente que ha tenido premoniciones de asistir a su propio funeral. Lo que iba apareciendo ante mis ojos, representado en los píxeles blancos y negros de la resonancia, era el envejecimiento en acción: la predicción de una decadencia que, en parte, ya se había iniciado, y de la muerte que vendría inexorablemente después. Mi cerebro de septuagenario se veía encogido y marchito, convertido en una triste y desgastada versión de lo que debía de haber sido alguna vez. También había unas ominosas manchas blancas en la sustancia blanca, signos de daño isquémico, microangiopatías, lo que en el oficio se conoce como «hiperintensidades de la sustancia blanca» —aunque también de otras maneras—. Parecían una especie de sífilis. Hablando en plata, mi cerebro estaba empezando a pudrirse; yo mismo estaba empezando a pudrirme. Era un indicio muy claro de lo que ocurrirá inevitablemente, era una fecha de vencimiento.

Siempre he sentido asombro y temor al mirar las estrellas por la noche —aunque la edad también me ha deteriorado la vista—. Con su luz fría y perfecta, su incomprensible cantidad y lejanía, y el carácter casi eterno de su existencia, contrastan con la brevedad de mi propia vida. Mirar mi escáner cerebral me produjo la misma sensación. El impulso de apartar la vista era muy fuerte, pero me obligué a examinar todas las imágenes, una a una, y jamás he vuelto a hacerlo. Son demasiado aterradoras.

• • •

Existe una extensa bibliografía médica acerca de los cambios en la sustancia blanca que aparecieron en la resonancia, y esa sustancia blanca no es otra cosa que los miles de millones de axones —cables eléctricos— que conectan la materia gris: las auténticas células nerviosas. Si llegamos a los ochenta años, la mayoría padeceremos esos cambios, cuya presencia se asocia con un mayor riesgo de derrame cerebral. No está claro si sirven para pronosticar demencia o no, pero lo cierto es que a los ochenta años uno de cada seis estaremos en riesgo de desarrollarla, y ese riesgo aumentará si vivimos más. Es cierto que llevar lo que se conoce como un «estilo de vida saludable» reduce el riesgo en cierto grado (algunos investigadores sugieren que hasta en un treinta por ciento), pero, por más cuidadosos que seamos, es imposible evitar los efectos del envejecimiento. Lo único que podemos hacer, si tenemos suerte, es demorarlos. Como se ve, vivir mucho tiempo no es necesariamente algo bueno. Tal vez no deberíamos desesperarnos tanto para lograrlo.

Ya he alcanzado esa edad en la que empieza a desagradarte verte retratado. En las fotografías siempre parezco mucho mayor de como me siento, aunque cada año que pasa me resulta más difícil levantarme por las mañanas y me canso más rápido que antes. A mis pacientes les ocurría lo mismo: cuando yo les señalaba los signos de envejecimiento en sus escáneres, protestaban diciendo que todavía se sentían jóvenes. Aceptamos que con la edad llegan las arrugas, pero nos cuesta admitir que nuestro interior, nuestro cerebro, está sujeto a cambios similares. En los informes radiológicos esos cambios se denominan «degenerativos», aunque lo único que ese alarmante adjetivo significa es que están relacionados con la edad. En la mayoría de los casos, a medida que envejecemos el cerebro no para de encogerse, y, si vivimos lo suficiente, termina pareciéndose a una nuez reseca flotando en un mar de líquido cefalorraquídeo contenido dentro del cráneo. Y sin embargo, por lo general, seguimos sintiendo que somos lo que hemos sido siempre: nosotros mismos, aunque más limitados, lentos y olvidadizos. El problema es que eso que somos, es decir, nuestro cerebro, ha cambiado, y como hemos cambiado con él no tenemos manera de reconocer esos cambios. Es el viejo problema filosófico: al despertar por la mañana, ¿cómo puedo estar seguro de que soy la misma persona que ayer o que hace diez años?

Cuando hablaba con mis pacientes, siempre restaba importancia al alcance de esos cambios relacionados con la edad que aparecen en los escáneres cerebrales, de la misma manera que jamás les explicaba en detalle que en algunas operaciones es necesario extirpar parte del cerebro. Somos todos tan sugestionables que los médicos debemos elegir las palabras con mucho cuidado. Es muy fácil olvidar que los pacientes se aferran a cada palabra, a cada matiz de lo que les decimos. Sin quererlo, podemos precipitar toda clase de síntomas psicosomáticos y angustias. Por lo general, yo recurría a algunas alentadoras mentiras piadosas. «Tu cerebro se ve muy bien para alguien de tu edad», afirmaba para alegría de los pacientes, más allá de lo que mostraran las pruebas, siempre que éstas revelaran los típicos cambios relacionados con la edad y no hubiera nada más siniestro. Salían de la consulta con una sonrisa y sintiéndose mucho mejor. El eminente cardiólogo estadounidense Bernard Lown ha escrito sobre lo importante que puede ser mentir a los pacientes, o al menos mostrarse mucho más optimista de lo que tal vez justifiquen los hechos. Cuenta historias de personas que estuvieron a punto de morir por un fallo cardíaco, pero que recobraron el ánimo y terminaron por sobrevivir cuando él mostró una actitud exageradamente positiva.

La esperanza es una de las medicinas más poderosas con que contamos los médicos. Decirle a alguien que tiene un cinco por ciento de probabilidades de sobrevivir se ajusta tanto a la verdad como decirle que hay un noventa y cinco por ciento de posibilidades de que muera, y un buen médico siempre subrayará ese optimista cinco por ciento sin negar ni ocultar el otro noventa y cinco. Es como la caja de Pandora: por muchos horrores y males que salgan de allí, al final siempre queda la esperanza, que no se extingue hasta el último momento. La esperanza no se reduce a la probabilidad estadística ni a la utilidad, sino que es un estado mental y, como tal, supone un estado físico del cerebro, órgano que está íntimamente conectado con el cuerpo (especialmente con el corazón). Por cierto, la idea de un cerebro incorpóreo, promovida por los defensores más extremos de la inteligencia artificial, bien puede carecer de sentido. Eso no equivale a afirmar que tener una actitud amable y esperanzada va a curar el cáncer o nos permitirá vivir eternamente; la mente humana siempre tiende a explicar los acontecimientos a partir de una única causa, pero la mayoría de las enfermedades son producto de numerosas influencias, y la presencia o ausencia de esperanza es sólo una entre muchas.

En la pared de mi despacho cuelga una buena copia de un grabado de Alberto Durero, el artista alemán del siglo XVI, que heredé de mi madre. Muestra a san Jerónimo sentado al escritorio de su estudio, una hermosa sala medieval de techo artesonado con una gran ventana de profundas jambas y pequeños paneles de vidrio crown por los cuales entra, en diagonal, la luz del sol. Un león

—criatura asociada con el santo— duerme en el suelo delante de él. Según la leyenda, san Jerónimo le quitó una espina que tenía clavada en la garra y el animal se convirtió en una especie de mascota. Al lado del león hay un perro que representa la lealtad. San Jerónimo fue uno de los primeros padres de la Iglesia cristiana. Se dice que, en la Roma del siglo v, contaba entre sus seguidores a un buen número de viudas adineradas. La hija de una de ellas cayó bajo la influencia del santo, que propugnaba la necesidad de llevar una vida ascética, y cuando la joven murió de lo que podría considerarse retrospectivamente como una anorexia nerviosa lo culparon a él. Sospecho que san Jerónimo me caería mal si lo conociera en persona, lo consideraría un fanático; sin embargo, me encanta ese grabado de Durero, con su aura de sabiduría y de estudio, y alguna vez construí una mesa inspirada en la que aparece en la imagen. En un estante junto al escritorio de san Jerónimo se ve una calavera, un icono habitual en las representaciones de filósofos medievales. Se trata de un *memento mori*, un recordatorio de que todos vamos a morir. El escáner de mi cerebro era igual. Por mucho que lo mirara —y lo miré de arriba abajo—, no me reveló nada que no supiera ya: mi cerebro está envejeciendo, mi memoria no es tan buena como antes, me muevo y pienso más lentamente, voy a morir.

Debería haber sabido que podría no gustarme lo que vería en el escáner y, de la misma manera, haber sospechado que los síntomas de prostatitis que me molestaban cada vez más tenían tantas probabilidades de ser causados por un cáncer como por un agrandamiento de la glándula prostática, trastorno que afecta a la mayoría de los hombres a medida que envejecen. Pero seguía pensando que las enfermedades las padecen los pacientes, no los médicos, a pesar de que ya estaba jubilado. Veinte meses después del escáner cerebral, me diagnosticaron cáncer de próstata avanzado. Llevaba años padeciendo los síntomas típicos, que habían ido empeorando, pero tardé mucho tiempo en animarme a pedir ayuda. Me parecía una actitud estoica, cuando en realidad era pura cobardía. Al principio, ni siquiera me creí el diagnóstico, tan arraigado estaba mi sentimiento de negación.

Durante muchos años tuve una calavera humana en un estante de mi estudio como una imitación algo afectada del grabado de Durero. La había encontrado dentro de una caja, en una pila de desperdicios, cuando el hospital en el que había trabajado durante muchos años se cerró y trasladó a otro sitio. Algún predecesor anónimo la habría utilizado para sus prácticas: exhibía una serie de orificios de trépano en la bóveda craneal, con cortes entre ellos que claramente se habían hecho con una sierra quirúrgica manual obsoleta desde hace décadas. Por lo demás, contra todo pronóstico, estaba impecable; incluso tenía intactas las apófisis estiloides, esas pequeñas agujas de hueso situadas detrás de la oreja en las que se insertan los músculos estilomastoideos, que se quiebran con facilidad ante la más mínima manipulación del cráneo. Una vez que me diagnosticaron cáncer avanzado, la visión de ese cráneo ya no me resultaba divertida. Se lo di a uno de los colegas del hospital donde solía trabajar para que pudiera utilizarlo en sus clases.

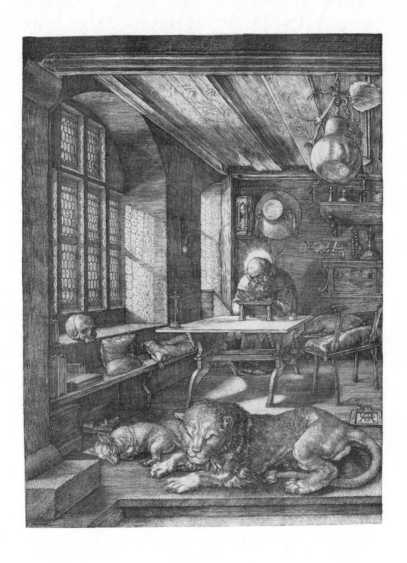

2

Estamos condenados a comprender los fenómenos nuevos por medio de analogías con cosas que ya conocemos. La historia de nuestros intentos por entender el cerebro humano y, en particular, la relación entre sus acciones conscientes e inconscientes es una historia de metáforas.

Cuando los físicos empezaron a explorar la estructura del átomo, lo imaginaron como un sistema planetario en miniatura, con electrones orbitando en torno al núcleo (si bien éste era tan pequeño en relación con el átomo que lo comparaban con una mosca en una catedral). Se pensaba, incluso, que los electrones rotaban (*spin*) sobre sí mismos además de trasladarse alrededor del núcleo. Sin embargo, tan pronto como los experimentos empezaron a revelar el singular comportamiento de las partículas a un nivel cuántico, esa descripción derivada del mundo macroscópico se reveló errónea. El espín de un electrón se ha convertido, sencillamente, en el nombre de una propiedad matemática de los electrones que explica los resultados de los experimentos con gran precisión. El problema con la neurociencia es que todavía no hemos hallado metáforas adecuadas para nuestro cerebro, ni mucho menos disponemos de profundas ecuaciones matemáticas que lo expliquen. Los optimistas aseguran que algún día contaremos con esas ecuaciones, pero yo tengo mis dudas: no se puede cortar mantequilla con un cuchillo hecho de mantequilla, como me dijo una vez un amigo neurocientífico.

Pese a la gran cantidad de investigaciones neurocientíficas que se han llevado a cabo desde el siglo XVII, es sorprendente lo poco que sabemos sobre el cerebro. Podemos describir su topografía con gran detalle y definir qué áreas están implicadas en determinados procesos, sean pensamientos, sensaciones o movimientos, así como parte de la fisiología electroquímica subyacente. Digamos (y estoy pensando en aquellos hermosos mapas y diagramas del cerebro que me fascinaban cuando era estudiante de Medicina tanto como hoy) que somos como exploradores que recorren por primera vez una ciudad antigua y abandonada; podemos describir los ladrillos con los que está construida y la forma en que están unidos entre sí, podemos trazar mapas precisos de sus calles y edificios, pero nuestro conocimiento de las vidas de quienes alguna vez la habitaron y se relacionaron allí es escaso, casi nulo. Aunque esto es una analogía, y está lejos de ser exacta.

Los anatomistas de antaño bautizaron algunas áreas del cerebro con nombres de frutas, como la oliva bulbar, en el tronco encefálico, y de frutos secos, como la amígdala (almendra), en los ganglios basales. Aunque ya en el siglo IV a.C., Hipócrates había establecido que el cerebro era el centro del pensamiento y el sentimiento humanos, la mayoría de las primeras autoridades en el conocimiento médico no le atribuyeron ninguna importancia. Aristóteles pensaba que no era más que un radiador para enfriar la sangre y, quinientos años más tarde, Galeno suponía que las únicas áreas importantes de este órgano eran las cavidades fluidas —los ventrículos— del centro, no el propio tejido cerebral. Esas primeras autoridades de la medicina entendían el cuerpo y el cerebro en términos de fluidos, de «humores» (eran cuatro: la bilis negra y la amarilla, la sangre y la flema). Tales excreciones fluidas eran, después de todo, el único acceso que los médicos tenían a lo que fuera que pudiera estar ocurriendo en el interior del cuerpo de sus pacientes. En el siglo XVII, con el advenimiento del método científico, el cerebro empezó a describirse mediante términos relacionados con la más reciente tecnología moderna. Descartes, por ejemplo, explicaba el cerebro y los nervios como una serie de mecanismos hidráulicos. Ciertamente, la tecnología hidráulica no era una novedad en esa época (Arquímedes y otros sabios la habían utilizado ampliamente en la Antigüedad), pero sí lo eran las investigaciones sistemáticas sobre hidráulica llevadas a cabo por estudiosos como Galileo, así como la moda de instalar complejas fuentes en los palacios de la gente acaudalada. En el siglo XIX el cerebro se comparaba con la máquina de vapor y, más tarde, con las centrales telefónicas, aunque la teoría psicoanalítica de Freud, de finales de siglo, seguía expresándose en buena parte en términos hidráulicos que hacían que el ello y el yo sonaran como los elementos de un inodoro con cisterna. Y, por supuesto, en la era moderna el cerebro se compara con un ordenador.

Pero hasta ahora nunca hemos visto nuestro cerebro frente a frente, y tal vez carezcamos de la metáfora que nos sirva para entenderlo. Por la mañana, mientras lucho para levantarme de la cama —un problema que empezó cuando me jubilé y que empeoró mucho con la terapia hormonal y la radioterapia para el cáncer—, muchas veces, inevitablemente, me viene a la cabeza una metáfora marina. Mi yo consciente es como una barquita que navega en un océano profundo, o más bien como un submarino que sale a la superficie cuando despierto, pero ni siquiera entonces estoy al mando de la embarcación porque su rumbo lo determinan el viento y las corrientes profundas. Pero se trata de una metáfora falsa, puesto que tanto el yo consciente como el inconsciente forman parte del mismo fenómeno de un modo que nos resulta imposible describir: el submarino es parte del océano, no un elemento separado de él. La mayoría de los autores que intentan explicar la relación entre el consciente y el inconsciente se sumen en un mar de confusas analogías y metáforas... o tal vez debería decir más modestamente que el confuso soy yo cuando las leo. Mi yo consciente y mi yo inconsciente (a falta de mejores términos) están hechos del mismo material: la actividad electroquímica de mis ochenta y seis mil millones de neuronas; «yo» soy tanto mi consciente como mi inconsciente, que no son entidades separadas.

A algunos psicólogos y filósofos les encanta decirnos que nuestro sentido del yo es una ilusión. Yo estudié brevemente Filosofía en la Universidad de Oxford, aunque terminé huyendo al mundo más práctico de la medicina. Pero estudiar Filosofía durante ese año al menos me sirvió para aprender la importancia de la frase «Todo depende de lo que quieres decir con...». La palabra «yo» no es fácil de definir, e «ilusión» simplemente significa que algo es diferente de lo que parece. No tengo intención de meterme en el espinoso terreno de lo que significa el término «yo», pero me doy cuenta de que me resulta muy difícil saber qué es lo que podría estar perdiendo a medida que mi cerebro se encoge. ¿Cómo puedo comparar mi yo de ahora con el del pasado?

Mientras estaba tumbado en el interior de la máquina de resonancia magnética no me preocupaban los posibles resultados de la prueba. Me inquietaba más ser capaz de mantenerme inmóvil durante una hora con un visor de plástico en la cara y auriculares en las orejas. Llegado el momento, fue fácil: entré en trance fascinado por los extraños sonidos que emitía el aparato.

La resonancia magnética tiene que ver con la mecánica cuántica. Lo único que entiendo de la mecánica cuántica es que no se puede entender... al menos en relación con la vida cotidiana. Tenemos que aceptar que en el microscópico mundo cuántico las partículas de la materia se comportan de maneras que serían imposibles en el mundo que experimentamos con los sentidos. Pueden ser ondas y partículas al mismo tiempo; pueden abrir túneles y entrelazarse, y estar en dos lugares al mismo tiempo, entablando una «acción fantasmal a distancia», como lo expresó Einstein. El modo en que este enloquecido mundo microscópico interactúa con el mundo macroscópico, en el que, a diferencia de las partículas cuánticas, no podemos atravesar paredes ni estar en dos sitios a la vez, dista de ser claro, pero de algún modo lo es.

Cuando estás en el interior de una máquina de resonancia magnética te encuentras en un campo magnético extraordinariamente intenso que obliga a los protones de los átomos de hidrógeno del agua de tu cuerpo a «rotar» en la misma dirección. Los físicos aclaran que no debemos imaginar que rotan como los planetas o las peonzas, que su espín es una cualidad matemática abstracta. A continuación, tus protones alineados y magnetizados son bombardeados con un pulso de radiación de radiofrecuencia: la misma clase de radiación de la luz visible, pero de una frecuencia diferente. Ésta es de baja energía, y se la describe como radiación no ionizante, en oposición a la radiación ionizante, que es de alta energía, capaz de arrancar los electrones de los átomos, de romper los vínculos químicos que mantienen unidas las células y de causar daño. La radiación ionizante se utiliza, por ejemplo, en la radioterapia para el cáncer... como iba a descubrir muy pronto.

El pulso de radiofrecuencia de la máquina de resonancia magnética desalinea los protones magnetizados añadiéndoles energía. Una vez que la radiación se detiene, esos protones «excitados» se relajan y liberan la energía adicional emitiendo, a su vez, una radiación que es recogida por los receptores que se utilizan para generar las imágenes del escáner. Yo oía crujidos, estruendos y explosiones entrecortadas, como de metralleta; oía truenos y luego un zumbido suave, todo con ritmos totalmente imprevisibles. La materia envejecida y viviente de mi cerebro se estaba magnetizando e irradiando, pero yo no sentía nada.

Como es bien sabido, es muy difícil visualizar grandes números. Los pirahã, una tribu de cazadores-recolectores del Amazonas, no cuentan más allá del tres: sólo disponen de la palabra «muchos» para cualquier cantidad superior a ese número y aparentemente tienen dificultades para resolver problemas aritméticos sencillos, cosa que —uno tiene la tentación de añadir— muy probablemente no les haga falta. Según Daniel Everett, el misionero cristiano que se convirtió en antropólogo y estudió su peculiar lengua al tiempo que perdía la fe y a su familia, los pirahã no se preocupan mucho por el futuro, apenas padecen las enfermedades mentales de la vida occidental y no necesitan los números más allá del tres.

En la Europa del siglo XVI, la invención de microscopios y telescopios reveló nuevos mundos, mundos de números astronómicos. Sin ayuda, el ojo humano sólo alcanza a ver una fracción de las estrellas del cielo nocturno y una fracción del espectro electromagnético.

Somos totalmente incapaces de ver las células de las que estamos hechos (con excepción de los óvulos en los ovarios de las mujeres) o las bacterias y virus que nos rodean y nos habitan. Gracias a las nuevas tecnologías —el descubrimiento de la electricidad, la microscopía, la resonancia magnética— nuestra comprensión sobre el cerebro ha aumentado, pero aun así sigue siendo muy limitada.

Empezamos la vida como una única célula, pero terminamos siendo criaturas con unos treinta billones de células, y en nuestros intestinos y piel vive un número aún mayor de bacterias de las que dependemos. Nuestro corazón late un promedio de cuatro mil millones de veces (un número más o menos similar al de la mayoría de los animales: el corazón de un efímero ratón late quinientas veces por minuto, mientras que el de las longevas tortugas de las Galápagos lo hace cuatro veces por minuto). La Tierra tiene cuatro mil millones de años, y el universo, unos catorce mil millones. Hay casi ocho mil millones de seres humanos vivos en el planeta Tierra.

Me cuesta mucho comprender que «yo» no soy sino los ochenta y seis mil millones de neuronas de mi cerebro. Hay al menos quinientos mil kilómetros de cables que conectan las neuronas entre sí en unos empalmes llamados «sinapsis», más que la distancia entre la Tierra y la Luna. Un milímetro cúbico de corteza cerebral (la capa superficial del cerebro) contiene hasta cien mil neuronas y mil millones de sinapsis. Se estima que existen alrededor de ciento veinticinco billones de sinapsis en el cerebro de un humano adulto.

Un ladrillo convencional tiene un espesor de sesenta y cinco milímetros; ciento veinticinco billones de ladrillos (el número de sinapsis de nuestro cerebro) apilados uno encima de otro llegarían mucho más allá de Plutón y del sistema solar.

Estas cifras me resultan tan improbables e incomprensibles que tengo que revisar una y otra vez los sencillos cálculos aritméticos que implican, porque me preocupa que mi cerebro envejecido ya no pueda enfrentarse a puntos decimales y exponentes que no me habrían causado ninguna dificultad en el pasado, pero también porque sencillamente no podemos concebir esos colosales números y exponentes y sólo podemos entenderlos como fórmulas matemáticas. Los ladrillos no son más que una metáfora como muchas otras que se emplean para ayudarnos a visualizar grandes cifras, pero ninguna sirve de nada: ante esos números inimaginables estamos tan indefensos como la tribu de los pirahã cuando se enfrenta a la aritmética más simple; tan indefensos como yo mismo me sentí cuando examiné el escáner de mi cerebro y vi lo que me revelaba.

Una neurona puede describirse como un dispositivo de entrada y salida. Hay muchas variantes en la estructura de las neuronas, pero todas tienen en común un axón, un cuerpo celular y dendritas. Estas últimas, que son los dispositivos de entrada, conforman un tupido bosque de ramas que brotan del cuerpo celular y están tachonadas de sinapsis. El axón —el dispositivo de salida— consiste en una estructura similar a un cable que se extiende desde el cuerpo celular y se conecta con las dendritas de otras neuronas en las sinapsis, así como con músculos y órganos del cuerpo fuera del cerebro. Los axones pueden tener distintas longitudes, desde metros (para los nervios que controlan los músculos de las piernas) hasta millonésimas partes de un metro dentro del cerebro mismo. Cada una de las ochenta y seis mil millones de neuronas puede conectarse con decenas de miles de otras neuronas en las sinapsis. Unos impulsos eléctricos recorren los axones y se conectan con las neuronas mediante las dendritas. Esos impulsos pueden estimular a las neuronas para que lancen o no un impulso dirigido a otras neuronas a través de sus axones; que lo hagan o no depende del resultado neto de los miles de mensajes que sus dendritas reciben de otras neuronas.

Hay, pues, ochenta y seis mil millones de neuronas y ciento veinticinco billones de sinapsis, pero la cosa se complica todavía más: las neuronas no son simples interruptores de encendido/apagado, sino que son capaces de variar el ritmo al que lanzan esos impulsos, de lanzar series largas o cortas de impulsos por los axones. Es tentador suponer que el patrón con que las neuronas lanzan esos impulsos es un código —que, en principio, no sería diferente del código morse—, pero en realidad no tenemos la menor idea de si es así o no. Por ahora, la idea de que el cerebro computa es cuestión de fe, no de evidencia; eso probablemente explica por qué son tan acaloradas las discusiones sobre si los cerebros funcionan como los ordenadores.

El caso es que ciertas investigaciones recientes sugieren que esos ciento veinticinco billones de sinapsis suponen cierto grado de independencia. En cuanto a la conexión de los axones con las dendritas, no es un empalme eléctrico directo (aunque éstos también existen dentro del cerebro), sino que la parte axonal de una sinapsis libera unas sustancias químicas —los neurotransmisores— que actúan sobre la parte dendrítica, alteran el estado eléctrico de la célula receptora y transmiten de esa manera el impulso nervioso. En la década de 1970, cuando yo estudiaba Medicina, sólo se conocían dos neurotransmisores: la noradrenalina y la acetilcolina; a estas alturas ya se han identificado al menos un centenar.

Y agrupadas en torno a las neuronas también hay al menos otros ochenta y cinco mil millones de células gliales. En una época se las consideraba poco más que un envoltorio de poliestireno, así como anteriormente se pensaba que gran parte del ADN de nuestros cromosomas era «basura» insignificante. Ambas afirmaciones han resultado claramente equivocadas.

Y de esta extraordinaria danza circular, inimaginablemente compleja, en la que las neuronas se estimulan y se inhiben entre sí reaccionando al mundo exterior y al cuerpo del que el cerebro forma parte, surge todo: los pensamientos y los sentimientos, el color y el sonido, el dolor y el placer, mi sensación de ser yo y mi desesperación al ver las imágenes de mi cerebro. Y no tenemos ninguna explicación de cómo todas estas experiencias diferentes se producen a partir de los mismos procesos físicos.

Mi cerebro se está encogiendo. Todavía no se sabe en qué medida se debe a la disminución de la sustancia blanca —los axones que, con su aislamiento de mielina, conectan las neuronas— y cuánto a la muerte de las neuronas en sí mismas, que conforman la llamada «materia gris». Pero sería erróneo pensar que las facultades mentales dependen solamente del número de células y sinapsis del cerebro. En sus primeros dieciocho meses de vida, un bebé posee muchas más sinapsis en el cerebro que un adulto y, a partir de ese momento, el desarrollo tiene tanto que ver con quitar sinapsis —la «poda sináptica»— como con crear nuevas. Es la experiencia la que esculpe el cerebro y recorta las conexiones que no se utilizan. Hasta los dos años de edad, por ejemplo, todos los niños de todas las culturas pueden distinguir los sonidos básicos de todos los idiomas, pero de allí en adelante sólo reconocerán los fonemas de su lengua materna. Por citar un caso, los niños chinos pierden la capacidad de diferenciar las consonantes «l» y «r», y sabemos que las primeras experiencias de la infancia —en especial las privaciones— causan efectos catastróficos en la vida posterior. Tal vez esté sacando demasiadas conclusiones de la decadencia revelada por el escáner cerebral, quizá debería consolarme con la idea de que las facultades mentales no sólo están relacionadas con el tamaño del cerebro y el número de sinapsis. Me encanta ver a mis nietas correr por todos lados gritando, jugando, llenas de vida y comprobar cuán extraordinaria y maravillosa es su capacidad de aprendizaje. Cuando pienso en lo difíciles que me resultan las clases de matemáticas que me imparte mi vecino —un muy buen amigo, profesor jubilado—, me dan un poco de envidia.

3

Empecé a llevar un diario a los doce años, como consecuencia de la creciente autoconciencia e introspección que la testosterona y la pubertad traen consigo. Diez años más tarde, me daba tanta vergüenza que lo destruí. Ahora lamento haberlo hecho: habría sido interesante contar con la perspectiva de aquel niño torpe que alguna vez fui. Los recuerdos que tenemos de nuestro pasado son en gran medida una creación interesada con sólo unos pocos hechos ciertos, y un diario puede proporcionarnos algún grado de objetividad. Sigo escribiendo en él casi cada día —actividad que se ha convertido en una compulsión tanto como en un deber— y, aunque lo releo en muy pocas ocasiones, lo consulté para averiguar qué pensaba cuando empezó la pandemia del covid-19.

Hasta el 23 de febrero, exactamente un mes antes de que se iniciara el confinamiento en Inglaterra, no hice ninguna mención al coronavirus en mi diario, pese a que ya desde varias semanas antes todo el mundo había oído hablar de lo que estaba ocurriendo en un lugar llamado Wuhan, que bien podría haber sido una pequeña aldea, pero que, de hecho, es una ciudad de once millones de habitantes. Sin embargo, aquel sitio estaba muy lejos y lo que allí ocurría no era asunto nuestro. El caso es que aquel 23 de febrero escribí que el coronavirus parecía estar extendiéndose y convirtiéndose en algo más serio y, por tanto, en una amenaza para mi esposa Kate, quien toma medicamentos inmunodepresores para la enfermedad de Crohn. Aun así, recuerdo que no me sentía particularmente preocupado. En los días posteriores no volví a mencionar la pandemia en el diario, donde, en cambio, seguían apareciendo las típicas referencias al clima («continuas lluvias»), noticias de la restauración de la antigua casita del guarda de la esclusa del canal de Oxford, que había adquirido algunos años antes en un estado ruinoso («avanza muy lentamente») y comentarios sobre mi rutina de ejercicios («dolorosa y aburrida, pero en ocasiones vigorizante»). Cuatro días más tarde, comenté que todos los medios hablaban del coronavirus y que volvía a estar preocupado por la posibilidad de que Kate terminara siendo una de las víctimas mortales; a continuación, sin embargo, me contradecía y añadía que no creía que el virus supusiera una amenaza tan grave. Al parecer, me inquietaba más saber si las vigas del suelo del piso de Oxford aguantarían el peso de una biblioteca que estaba montando.

El plan era vender la casa de Londres al cabo de un año y mudarme a Oxford, pero yo no estaba nada convencido. Había comprado aquella casita, que se encontraba en muy mal estado, poco antes de jubilarme, con la idea de instalar un taller en el jardín y retirarme en una especie de refugio rural, pero, dado su tamaño, era imposible que cupieran todos mis libros y pertenencias, las herramientas de carpintería y la madera que había acumulado, así que iba a tener que deshacerme de muchas de mis cosas. La casa de Londres me encanta. Me he pasado veinte años haciéndole mejoras: he colocado parquet de madera de roble y elaborado dinteles, he reformado el desván y he puesto librerías en casi todas las habitaciones. Además, tiene un jardín, un pequeño paraíso agreste donde he instalado mis colmenas y un taller al fondo con mis numerosas herramientas de carpintería. Pero yo sabía que buena parte de mis «mejoras» no están bien realizadas y habría que volverlas a hacer, y, para colmo, un pensamiento inquietante me rondaba la cabeza: ¿cuál era, en última instancia, el propósito de toda esa actividad frenética y de esa acumulación de pertenencias?

A finales de febrero dejé consignado en el diario que el coronavirus sin duda se convertiría en una pandemia. Escribí que no temía por mi salud, pero me daba miedo la posibilidad de que Kate no sobreviviera. Esa noche me acosté con pensamientos apocalípticos. Una médica eminente, conocida nuestra, que se había contagiado del virus y estaba muy enferma nos mandó un correo electrónico urgiéndonos a usar guantes para abrir la correspondencia. Luego apareció en la BBC, muy demacrada, contando lo mal que lo había pasado, y yo me enfadé porque sentí que estaba haciendo un drama y creando pánico. Para mi vergüenza, a toro pasado me doy cuenta de que aquella reacción no era sino una negación por mi parte; me costaba aceptar la magnitud de los cambios que estaban por producirse. Ante la incertidumbre, al principio todos oscilamos enloquecidamente entre el pánico y el rechazo... como iba a descubrir cuando me diagnosticaron cáncer.

Durante las tres semanas siguientes, el covid-19 empezó a apoderarse de nuestras vidas, y el 23 de marzo, cuando finalmente se impuso el confinamiento, se produjo una especie de excitación, por llamarla de algún modo. Sin coches ni aviones, las calles y el cielo se quedaron de pronto en silencio, y las estanterías de los establecimientos se vaciaron. Ir de compras se convirtió en una especie de aventura: existía el temor de que, si salías, podías contagiarte del virus, y no había garantía de que encontraras algo para comer. Como el papel higiénico desapareció, adopté la costumbre de lavarme encaramándome en el lavabo. Las noticias informaban de un número cada vez mayor de muertes, especialmente entre los ancianos, categoría en la cual, a mi pesar, yo tenía que incluirme. Me ponía guantes para salir y lavaba todo lo que compraba con lejía diluida.

Cuando el Gobierno solicitó a los médicos jubilados que volvieran al trabajo, no vacilé en ofrecerme como voluntario. Me encantaba la idea de realizar un sacrificio heroico, de responder a la llamada del deber y volver a sentirme aunque fuera mínimamente importante. Igual que mis primeras impresiones sobre la pandemia, esos sentimientos eran algo abstractos, pero a medida que sorteaba los trámites burocráticos necesarios para regresar al trabajo empecé a inquietarme: los trabajadores sanitarios enfermaban en gran número y algunos morían. Sintiéndome cobarde y un poco hipócrita, les dije a las personas que estaban organizando mi vuelta que a mi edad quizá no debería trabajar en los pabellones de covid. Por otra parte, no estaba nada claro, ni para mí ni para el Sistema Nacional de Salud, que un viejo neurocirujano como yo fuera a ser de utilidad en la sala de urgencias.

Entretanto, Kate, en Oxford, había empezado a sufrir tos crónica y fiebre. Todo parecía indicar que se había infectado con el temible virus y, aunque la reacción confusa y tardía del Gobierno nos impedía confirmarlo haciéndole un test, acordamos que yo debía permanecer en Londres para evitar contagiarme. Pasé los días posteriores abrumado de amor por Kate y temiendo que pudiera morir. No era un temor exagerado: cuando nos casamos, dieciséis años antes, una gripe se le había complicado hasta transformarse en una grave neumonía (como detesta los hospitales, tuve que tratarla en casa con antibióticos que conseguía a través de mis subalternos en el trabajo), y otra vez había estado a punto de morir por una obstrucción intestinal y un absceso causados por la enfermedad de Crohn.

Yo me imaginaba su muerte a causa del coronavirus de diversas maneras, todas enormemente angustiantes, al tiempo que recordaba los veinte años que habíamos pasado juntos y felices. Los psiquiatras probablemente hablarían de catastrofismo, y quizá era cierto que yo estaba exagerando, pero prepararme para lo peor me permitía dejar de pensar en el problema y aguardar a ver qué pasaba. Hablábamos por teléfono varias veces al día y ella me aseguraba —tosiendo y con la voz ronca— que iba a ponerse bien, y lo cierto es que, a medida que pasaron las semanas, fue mejorando poco a poco.

El confinamiento supuso una experiencia universalmente novedosa que, en mi caso, se vio eclipsada al principio por la enfermedad de Kate y la incesante lluvia de estadísticas de fallecimientos en los medios: parecía que estuviéramos en una especie de olimpiada en la que los países competían por el mayor número de muertes. También me daba miedo la posibilidad de contagiarme, pero, cuando se hizo evidente que la tos seca y la fiebre eran sólo dos de las diversas maneras en que el covid-19 podía manifestarse, me di cuenta de que era probable que yo ya hubiera contraído la infección varias semanas antes del confinamiento. A principios de febrero había estado en Ucrania (un país en el que trabajé *ad honorem* muchos años) para impartir clases en la Facultad de Medicina de la ciudad de Ivano-Frankivsk, y poco después de mi regreso sentí un fuerte dolor abdominal, acompañado de escalofríos, que no se parecía a nada que hubiera experimentado hasta ese momento. Me metí en la cama y me tomé la temperatura, que para mi sorpresa resultó normal, pero unos días después la nariz empezó a sangrarme de repente, lo que no me ocurría desde hacía más de cincuenta años. Kate, por su parte, tuvo los síntomas más característicos del covid, de modo que, cuando la nariz le empezó a sangrar, de inmediato até cabos. Poco después descubrí en internet un artículo médico que describía unos extraños síntomas abdominales relacionados con la infección por covid y llegué a la conclusión de que probablemente ya me había contagiado y tal vez me había vuelto inmune. Por supuesto, no tenía certeza de ello, y bien podía estar haciéndome ilusiones, pero aun así decidí creérmelo, lo que me produjo unos sentimientos cuya intensidad jamás habría podido prever: de remisión, de respiro (por breve que fuera) y casi de refugio... y también de pérdida.

El confinamiento coincidió con una primavera prácticamente perfecta, tan agradable, prolongada y cálida que parecía confirmar el cambio climático. Casi todos los arbustos del pequeño paraíso de mi jardín florecieron de improviso y al mismo tiempo, y en cuestión de días los árboles pasaron de ser esqueletos desnudos a torres cubiertas de tupidas hojas verdes. Delante de mi taller de carpintería, las abejas abandonaban la colmena y alzaban el vuelo describiendo alegres zigzags bajo el sol... Y la obligación de confinarnos también trajo consigo paz y tranquilidad. El aire se notaba tan fresco como si estuviéramos en el campo y el cielo era de un azul claro y profundo. Sólo se oían los cantos de las aves, los juegos de los niños y el viento que soplaba entre los árboles. Al principio, la luna llena presidía la ciudad en silencio, y hasta se podían ver las estrellas. Era la viva imagen del paraíso aquí mismo, en Londres, en el código postal sw19. El tiempo se había detenido y, como sabemos, la eternidad no consiste en una prolongación infinita del tiempo, sino en su abolición (los cosmólogos nos habían advertido ya de que el tiempo podía detenerse... pero en el horizonte de sucesos de un agujero negro, no en un jardín trasero al pie de Wimbledon Hill). Por las noches, me sentaba en el jardín a contemplar, más allá de mi taller, los altos árboles del parquecillo iluminados por el sol poniente y durante un rato me sentía como embelesado.

Pero también experimentaba una trágica y abrumadora sensación de pérdida. Como la vida se había detenido por completo, podía examinar claramente el pasado y el futuro, que ya no estaban enturbiados por un movimiento incesante. El hogar en el que había invertido tanto tiempo y energía se convirtió en un lugar donde la belleza y la pesadumbre coexistían: que tuviera que abandonarlo era un primer paso hacia la vejez, la debilidad y la muerte. El silencio, el aire limpio y el regreso del canto de los pájaros nos recordaban lo que ya habíamos perdido con los coches, la polución y el cambio climático, y ese tiempo tan anormalmente agradable nos informaba de que la naturaleza estaba desquiciada y de que las cosas serían mucho peores en el futuro.

Allí, contemplando los árboles que se mecían en el viento, cobré conciencia de lo afortunado que era, en comparación con la mayoría de la gente, de poder pasar el confinamiento de ese modo, en el hogar que me había construido, disfrutando del jardín y el taller, de mi pensión y mi buena salud. Me acordaba de Trojeschina, el frío e impersonal suburbio de Kiev, sin un solo árbol, donde me alojé cuando estuve trabajando allí con un colega en plena época soviética, y me imaginaba cómo debía de ser hacerse mayor en un lugar sin árboles. No tenía idea de que, muy pronto, mi vida entera cambiaría para siempre.

4

Desde que me jubilé, de repente me asaltan recuerdos de mis antiguos pacientes, como si en medio de un libro meramente técnico apareciera de pronto una de esas ornamentadas letras capitulares de los libros antiguos. Un día, mientras observaba los árboles, me acordé de un ecuatoriano al que le habían encontrado un tumor cerebral. Era botánico y trabajaba en la selva tropical. Me parece que tenía una hermana en Londres y que por eso fue a consultarme. El caso es que, cuando regresó a su trabajo, me mandó algunas fotografías de la selva acompañadas de una carta en la que expresaba el profundo amor que sentía por ella. Recuerdo que la carta me conmovió mucho; ojalá la hubiera guardado. El tumor finalmente resultó incurable y él murió unos años más tarde, pese a que su hermana me escribió pidiéndome ayuda desesperadamente. Pero no se podía hacer nada y, cuando me acuerdo de él, recuerdo también, nítidamente, mi dolorosa sensación de impotencia.

Esa clase de recuerdos se hicieron aún más frecuentes después de que me diagnosticaran el cáncer de próstata avanzado, y algunos se remontaban a más de treinta años atrás. Me sentía tan angustiado, tan triste y tan solo que por fin reconocía la angustia, la tristeza y la soledad que muchos de mis antiguos pacientes debían de haber experimentado y cómo yo había decidido mirar para otro lado. Eran como fantasmas enfadados que venían a castigarme, y estaban por todas partes, acechando detrás de los pensamientos, las imágenes y los sonidos cotidianos. Me dio por pensar que si pudiera empezar de nuevo sería un médico mucho mejor, lleno de compasión y comprensión, cualidades de las que carecía cuando era joven, pero eso, por otra parte, ¿no me incapacitaría para entrar en el quirófano, ponerme los guantes y practicar incisiones en el cráneo? En realidad, no lo sé, lo único que está claro es que mi incipiente artritis en las manos convierte esa fantasía en un sinsentido.

Como médico, uno no puede hacer su trabajo si es totalmente empático, si siente literalmente lo mismo que su paciente. La empatía, al igual que el ejercicio, exige mucha energía, y es normal y natural evitarla. Lo apropiado es poner límites a la compasión, pero sin dejar nunca de actuar con humanidad. Cuando aún trabajaba me parecía que lo había logrado, pero al convertirme en paciente empezaron a asaltarme las dudas.

Un pecado mucho mayor que el distanciamiento es la autocomplacencia. Si uno es distante, puede, al menos en principio, hacer bien su trabajo, aunque eso implique tener que fingir preocupación por los pacientes. Conozco a algunos cirujanos a los que no parecía importarles el dolor de quienes caían en sus manos, pero son muy pocos. Los médicos autocomplacientes, por su parte, se acostumbran a aceptar los malos resultados, dejan de intentar mejorar. Y es sorprendente lo fácil que la autocomplacencia y el «pensamiento grupal» se instalan en las reuniones departamentales y multidisciplinarias. Nadie quiere agitar las aguas ni ser visto como un colega problemático, y los errores y los resultados negativos acaban debajo de la alfombra: justo lo contrario de lo que esas reuniones supuestamente deberían conseguir.

Y en el mundo actual de la «atención médica adminis-
trada» —destinada a reducir costes—, en el que los
médicos disponen de mucha menos autonomía que la
que yo tenía años atrás, es fácil achacar los resultados
negativos a la escasez de recursos, asegurar que son culpa de otro y no hacer nada al respecto. Aunque, para ser
sincero, incluso en la época en que los médicos poseían
mucha más independencia y autonomía que hoy en día
también era muy sencillo caer en la autocomplacencia.
Todos nuestros pacientes van a morir en algún momento, y es una cuestión de criterio —con todas las contra-
dicciones, debilidades y sesgos que esa palabra implica— si una muerte podría o no haberse evitado.

Después de jubilarme seguí asistiendo, en mi papel
de anciano sabio, a algunas reuniones de Morbilidad y
Mortalidad de mi antiguo servicio. No era nada fácil
para mí: me había convertido en un paciente, y una resonancia magnética de mi propio cerebro había revelado varios cambios ominosos. En esas reuniones me veía
obligado a presenciar un desfile de escáneres de pacientes proyectados en la pared, imágenes de columnas vertebrales y cerebros enfermos o dañados, muchos con
signos de cáncer. Mientras escuchaba cómo los médicos
principiantes se equivocaban y balbucían al contar las
tragedias humanas que había detrás de cada una de esas
imágenes, y veía cómo los superiores allí presentes se
quedaban por lo general callados y parecían poco interesados, sentía que me desgarraba por dentro.

La manera más sencilla de poner límites a la empatía y
a la compasión consiste en dividir a la raza humana (y a
todas las criaturas) en «nosotros y ellos». Algunos estudios demuestran que empezamos a hacerlo cuando apenas tenemos unos meses de vida. En la época en que

cursaba las asignaturas preclínicas de Medicina y aún no tenía contacto con las salas de los hospitales, me angustiaba cada vez que llevaban a pacientes a la facultad para una demostración. Nos sentábamos en el salón de conferencias —un auditorio antiguo con filas semicirculares de bancos de madera— y observábamos desde arriba la procesión de enfermos a los que hacían pasar de uno en uno. El profesor, que trabajaba en un famoso hospital de neurología situado a menos de un kilómetro de distancia, se regodeaba enseñándonos los distintos «signos» de los pacientes.

Uno de ellos era un hombre joven con un tumor inoperable en la médula espinal.

—En otro tiempo era un joven robusto —dijo el profesor con delectación antes de indicarle al pobre hombre que se desvistiera hasta la cintura. A continuación, nos mostró lo terriblemente débiles que tenía los músculos y luego, haciendo una floritura, cogió un martillo y —utilizando la terminología médica— le provocó unos movimientos reflejos «patológicamente exaltados». Los neurólogos siempre dan gran importancia al espectáculo cuando exponen los signos de los pacientes. Solían diagnosticar como un mago saca un conejo de la chistera hasta que se inventaron las resonancias magnéticas cerebrales y se comprobó que, con bastante frecuencia, estaban equivocados. Tal vez lo más angustiante de la demostración era que los pacientes llegaban totalmente vestidos y se los obligaba a desnudarse delante de nosotros, pese a que no nos encontrábamos en un hospital, lugar donde los pacientes se deshumanizan en el acto y es mucho más fácil observarlos fríamente.

Cincuenta años después, las cosas han mejorado. Durante muchos años trabajé examinando a los médicos aspirantes a ingresar en el Real Colegio de Cirujanos. Parte de la prueba consistía en reconocer a pacientes, y hacíamos lo imposible para tratarlos respetuosamente. De hecho, creo que muchos disfrutaban de la experiencia de ver a los nerviosos alumnos acribillados a preguntas por los examinadores. Era una especie de inversión de papeles: los jóvenes médicos, usualmente afables y seguros de sí mismos, se mostraban asustados por los pacientes, en lugar de al revés.

Poco después de que me diagnosticaran cáncer, no recuerdo exactamente cuándo, tuve un sueño muy vívido e intenso. El perro que teníamos en casa cuando yo era niño y al que, pese a adorarlo, había atormentado alguna vez se me acercaba caminando con mucha dificultad. Padecía de artritis, estaba viejo y tenía el pelaje entrecano. Yo le acariciaba la cabeza y le decía —o sólo lo pensaba, no estoy seguro—: «Ahora los dos somos viejos y estamos llenos de achaques. Ven, te dejaré que salgas al jardín, así podrás vaciar la vejiga. Los dos tenemos el mismo problema y nos vamos a morir pronto.» Ese sueño me dejó un intenso sentimiento de amor y reconciliación, aunque, desde luego, era simplemente yo el que me había perdonado a mí mismo. El caso es que, tras haberme acostado angustiado y triste, me desperté sintiéndome renovado, feliz y completamente en paz. Me levanté y corrí ocho kilómetros; era la primera vez en muchos meses que disfrutaba tanto de correr.

Los recuerdos de mis antiguos pacientes se irían volviendo menos invasivos, quién sabe si debido a ese sueño, pero cuando aún me acosaban solía preguntarme si una parte de mí albergaba la esperanza de que reconociendo que los había dejado solos me salvaría, de que una confesión obraría la magia, como en un cuento.

5

Cuando, a los sesenta y cinco años, me jubilé como cirujano a tiempo completo, seguí trabajando en el extranjero, principalmente en Nepal y Ucrania, hasta que el covid-19 se apoderó del planeta. En Nepal, siempre dedicaba algunas semanas al hospital que dirigía mi colega y amigo Dev (aunque sería más correcto llamarlo profesor Upendra Devkota), y luego mi hijo William se reunía conmigo y nos íbamos a hacer senderismo por el Himalaya.

Hicimos la última de esas excursiones en diciembre de 2019, y probablemente ascendimos demasiado rápido: subimos dos mil metros en dos días hasta el lago Gosaikunda, a cuatro mil trescientos metros de altura. Las caminatas anteriores, en las que habíamos llegado sin dificultad a lugares aún más altos, nos habían vuelto excesivamente confiados —aunque en esas ocasiones habíamos avanzado con más lentitud— y, para colmo, ni siquiera nos habíamos molestado en proveernos de acetazolamida, un fármaco que alivia el mal de montaña.

El Gosaikunda es un lago alpino bastante inhóspito en lo alto del Himalaya y un lugar de peregrinación por su importancia para la mitología hindú. Se supone que Shiva, el dios de piel azul, que necesitaba beber para aplacar el ardor de garganta que le había causado un veneno que se había tomado para proteger los tres mundos, clavó su tridente en el suelo y creó el río Trishuli (en realidad, éste nace más al norte, en el Tíbet). Al parecer, si uno se sumerge en el Gosaikunda lava todos sus pecados, pero yo no lo hice: el agua estaba demasiado fría. El lugar está rodeado de montañas de baja altura que, como aún no era época de nevadas, tenían el color oxidado del espino amarillo, un arbusto de escasa altura que produce unos frutos pequeños y amargos que, según se dice, curan todos los males y equilibran el sistema inmune, sea lo que sea lo que eso signifique, pero yo no los probé. El río desciende a gran velocidad desde las montañas, con aguas azules y blancas; es un maravilloso río glacial que se desliza con entusiasmo sobre las rocas de granito y atraviesa Nepal en su camino hacia el sur. En mis anteriores visitas a Nepal, cuando viajaba con Dev hacia hospitales remotos, solíamos detenernos en una pequeña localidad turística próxima a la carretera que une Katmandú con la frontera india. Está a un lado del valle dominando el Trishuli, así que nos sentábamos a beber café y a contemplar el río que corre más abajo —que en ese punto es ancho y lento— y el intenso verde de las colinas que lo flanquean, con sus apretadas terrazas de arrozales. Entonces, Dev me hablaba de su infancia, de los días en los que los únicos puentes que había para cruzar el río eran de cuerda y no había ninguna carretera desde la India, cuando los porteadores llegaban a pie desde la frontera y volvían con sacos de sal que cargaban sobre los hombros. Ahora sí que hay carretera, pero es célebre por su peligrosidad y a menudo los autocares se caen al barranco y muere mucha gente. Un par de veces me tocó pasar después de uno de esos accidentes y vi a una silenciosa multitud de pie a un lado de la carretera, contemplando el autocar destrozado un centenar de metros más abajo.

Dev falleció un año antes de que mi hijo y yo visitáramos el Gosaikunda: murió tras atravesar lo que en los obituarios suele describirse como «una breve enfermedad». Padecía un colangiocarcinoma, un cáncer rápido e invariablemente mortal de las vías biliares del hígado. Se trasladó a Londres para tratarse y pasó casi seis meses en el hospital hasta que quedó claro que el tumor seguiría avanzando a pesar de la quimioterapia. Su esposa estaba con él y me pidió que fuera a visitarlo; a esas alturas él sabía que iba a morir y quería despedirse de mí. No recuerdo las palabras que intercambiamos, pero, cuando me levanté para marcharme, me pidió que me acercara y nos abrazamos. «Cuando llegue mi hora —pensé mientras salía de la habitación y recorría el largo pasillo del hospital—, ojalá pueda mostrar esa misma dignidad.» Con grandes dificultades, Dev consiguió regresar a Nepal dos semanas después y murió en su propio hospital. Lo echo muchísimo de menos.

El Trishuli continúa su curso serpenteante hasta el Terai, las tierras bajas de Nepal, que solían estar infestadas de malaria hasta que, en la década de 1960, las rociaron con DDT. Antes, los únicos que podían vivir en el Terai eran los tharus, un pueblo que había desarrollado una inmunidad natural. Después de la erradicación de la malaria, millones de habitantes del sur de la India emigraron al norte y se instalaron allí generando tensiones étnicas que se mantienen desde entonces. El río —que ahora es menos profundo, más lento y mucho más ancho— se interna luego en la India, donde termina uniéndose al Ganges. Cuando desemboca en el golfo de Bengala, cientos de kilómetros más adelante, ya está muerto: repleto de basura tóxica, envenenado y contaminado, como tantos otros grandes ríos del mundo. Un año antes yo había estado dando una serie de conferencias en Karachi y una noche me llevaron a un restaurante sobre un pontón que flotaba en un manglar del delta del río Indo. La luna llena iluminaba una flotilla de residuos plásticos que avanzaban en fila en medio del río. El brillo lunar los hacía lucir blancos sobre las aguas negras como la tinta, y parecían no tener fin. La hilera interminable flotaba lentamente delante de nosotros, en completo silencio, como impulsada por un propósito ominoso; grotesca, pero extrañamente bella, dirigiéndose al océano Índico.

El mal de montaña agudo puede producirse si se asciende por encima de los dos mil quinientos metros. No se sabe por qué algunas personas son más propensas a padecerlo que otras, o por qué la misma persona a veces lo sufre y a veces no. Sí se sabe, en cambio, que los tibetanos tienen un ADN diferente al de los habitantes de las tierras bajas, lo que les permite vivir a una gran altura. Su ADN contiene genes de los denisovanos, uno de los primeros homínidos que se cruzaron con el *Homo sapiens*, la especie que hoy en día constituye la humanidad, y su hemoglobina procesa el oxígeno con mayor eficacia que la de las personas que viven en zonas más bajas. El mal de montaña agudo puede ser mortal si causa edemas cerebrales o pulmonares, es decir, si el cerebro o los pulmones se encharcan. Todos los años mueren escaladores en el Himalaya afectados de esta dolencia. Cuando trabajé en Katmandú, pude ver imágenes cerebrales de senderistas y montañeros que la habían sufrido: mostraban muchas hemorragias pequeñas en todo el cerebro. En sus variantes más leves puede provocar disnea, especialmente de noche, cuando la respiración se vuelve característicamente periódica. Uno respira gradualmente más rápido hasta que, de pronto, deja de hacerlo por completo —lo que en jerga médica se denomina «apnea»— y a continuación se estremece y toma una profunda bocanada de aire. Eso genera muchos problemas para dormir. En cuanto nos quedamos traspuestos, nuestra respiración se acelera poco a poco y de pronto, debido a la apnea, nos despertamos violentamente con la sensación de que nos estamos ahogando.

En principio, la explicación de este proceso es bastante simple, aunque los detalles de los mecanismos neurales implicados son muy complejos y no se conocen del todo. Inhalamos oxígeno y exhalamos dióxido de carbono. El cerebro controla constantemente los niveles de esos gases en la sangre y los mantiene en el rango correcto. Sin embargo, cuando estamos en zonas muy elevadas, donde hay menos oxígeno en el aire, tenemos que respirar más rápido, lo que reduce los niveles de dióxido de carbono en la sangre y causa que el proceso equilibrador del cerebro empiece a fallar. Entonces, la respiración acelerada se detiene de un modo abrupto y uno se despierta de un sueño superficial tomando una angustiosa bocanada, intentando desesperadamente llevar más oxígeno a los pulmones.

La casa de té en la que nos hospedábamos era muy sencilla; carecía de electricidad y, para calentar la comida, sólo disponía de un horno fabricado con un bidón de aceite. La temperatura exterior era de cinco grados bajo cero y soplaba un vendaval. Una de las láminas de hierro corrugado del techo estaba suelta y el viento la hacía golpetear como una metralleta. William y yo disponíamos de un pequeño cubículo para nosotros solos, pero las paredes de contrachapado eran tan delgadas que podíamos oír al hombre del cubículo contiguo, cuya cabeza estaba a pocos centímetros de la mía, respirar y moverse inquieto en su saco de dormir.

En consecuencia, pasaba las noches en duermevela. Notaba cómo mis pensamientos empezaban a escapar de mi control gradualmente mientras me sumía en el sueño, pero apenas unos minutos más tarde me despertaba de golpe con la respiración entrecortada. Un efecto curioso de todo esto era la sensación de que el interior de mi cabeza se había convertido en un cuarto oscuro y yo estaba mirando una alucinante proyección de diapositivas de pensamientos, rostros e imágenes abstractas lo bastante despierto —o al menos eso me lo parecía— como para darme cuenta de que esa secuencia de imágenes fragmentarias era completamente azarosa, sin ningún significado que yo pudiera discernir.

En las últimas décadas ha aparecido toda una nueva ciencia del sueño que depende de la tecnología electroencefalográfica (EEG) —el registro de la actividad eléctrica de la superficie del cerebro a través del cráneo y el cuero cabelludo— y de las exploraciones funcionales —la resonancia magnética funcional y la tomografía por emisión de positrones—. Hasta la aparición de estas nuevas tecnologías se pensaba que el sueño era un momento de reposo y de actividad cerebral mínima.

En 1953, dos investigadores descubrieron —más o menos accidentalmente— que, cuando dormimos, hay períodos en los que movemos rápidamente los ojos bajo los párpados cerrados. Las investigaciones posteriores han demostrado que el sueño está estrictamente coreografiado entre el REM (sigla en inglés de «movimientos oculares rápidos») y el NREM («movimientos oculares no rápidos»), con patrones electroencefalográficos característicos. Por lo general, hay cinco ciclos de aproximadamente noventa minutos cada uno; los primeros son mayormente NREM, pero el REM va predominando a medida que avanza la noche. Suele haber cuatro fases de sueño NREM, cada vez más profundas, en los que el electroencefalograma muestra que todas las ondas de actividad eléctrica del sueño están sincronizadas, con frecuencia en forma de onda lenta. En el sueño REM el electroencefalograma aparece desincronizado, muy activo e irregular, y es indistinguible del estado de vigilia. Por lo general, cuando alguien se despierta mientras está atravesando ese estado relata sueños coherentes —historias—, mientras que los que se despiertan del sueño NO-REM refieren pensamientos inconexos.

Ahora bien, aunque el contenido de los sueños pueda ser aleatorio, no hay nada fortuito en la manera en que dormimos. Todos los mamíferos y aves tienen sueño REM: la evolución, como suele decirse, ha preservado esta característica que, por lo tanto, debe de ser importante. Sabemos que la privación de sueño puede ser fatal si se prolonga lo suficiente, y las personas que han sido privadas de sueño REM lo concilian cada vez más rápido, como si lo ansiaran. Se ha demostrado que la privación de sueño REM reduce la resistencia a las infecciones, lo que demuestra que no sólo es importante para el cerebro. Incluso los ciegos, que no sueñan con imágenes visuales, manifiestan movimientos oculares rápidos, y los bebés y los niños pasan mucho más tiempo en REM que los adultos, así como los depredadores pasan mucho más tiempo en sueño REM que sus presas (y los delfines duermen con medio cerebro cada vez, igual que las fragatas, unas aves migratorias que recorren grandes distancias).

La lista de hechos curiosos y fascinantes es interminable. Al parecer, el recientemente descubierto sistema glinfático —un sistema linfático cerebral que se supone que lleva a cabo tareas de limpieza y retira los residuos— está particularmente activo durante el sueño, lo que ha llevado a pensar que tiene relación con el alzhéimer, enfermedad caracterizada por la acumulación de la proteína amiloide, que, según se cree, debería eliminarse durante la noche.

Por desgracia, el papel exacto de esa proteína en el desarrollo de la enfermedad sigue siendo un tema controvertido, y ni siquiera está claro que los trastornos del sueño de quienes padecen alzhéimer sean causa o efecto de la dolencia. Del mismo modo, existe una gran controversia académica sobre el significado de todos estos hallazgos, y ni siquiera se acepta universalmente que los movimientos oculares rápidos que se producen al dormir indican que se está soñando. Está claro, por ejemplo, que el acto de dormir está relacionado con el aprendizaje y el desaprendizaje, pero quizá el de soñar también lo esté. Unas investigaciones recientes implican al sueño NREM en el orden y la consolidación de la memoria, y al sueño NREM en su reorganización de maneras novedosas y creativas. Sea como sea, la pregunta más interesante para mí sigue sin respuesta: ¿significan algo mis sueños?

Cada vez que la respiración me sacaba de las fases más superficiales del sueño NREM, me preguntaba, mientras oía el vendaval que soplaba en el Himalaya y los golpeteos del techo, qué era esa extraña proyección de diapositivas que acababa de presenciar dentro de mi cabeza, y entonces la proyección se reanudaba. Sin embargo, la sensación de estar observando dentro de mí mismo fue esfumándose a medida que descendía a las fases más profundas del NREM. ¿Se trató de una visión profunda y significativa de los mecanismos internos de mi cerebro o era más bien como excavar en antiguos pozos de basura, una actividad tan importante para la arqueología? ¿Todo aquello que veía eran los restos que dejaba mi cerebro mientras editaba los recuerdos o era sencillamente mi cerebro pasando el tiempo, yendo a la deriva sin rumbo fijo, dando vueltas como un giroscopio que se cae si deja de moverse?

Las opiniones divergen sobre si la proyección de diapositivas del sueño NREM ligero puede considerarse soñar o no. Cuando soñamos durante las fases REM tenemos la impresión de que nos estamos contando historias en las que unas veces somos protagonistas y otras meros observadores, pero que sin duda tienen sentido: parece haber una trama que se desarrolla a medida que el sueño avanza. Es sorprendente, sin embargo, notar que, por lo general, los sueños de los demás nos parecen tremendamente aburridos salvo, ocasionalmente, por sus detalles extravagantes y aleatorios. Pocas veces podemos encontrar un relato discernible en ellos, la sensación de que constituyen una trama es un espejismo que sólo percibe el soñador. Es como si tuviéramos la compulsión de encontrarles sentido a las cosas, de convertirlas en una historia, de buscar causas y efectos incluso cuando no los hay. Los estudios cerebrales funcionales revelan que la parte del cerebro relacionada con el pensamiento racional y el análisis —la corteza prefrontal dorsolateral— se mantiene relativamente inactiva durante el sueño REM, mientras que las áreas relacionadas con la visión, la memoria y la emoción están muy activas. Parece lógico, pero no nos dice nada respecto de si el contenido de los sueños posee algún significado.

Freud no descubrió el inconsciente, la idea de que no somos plenamente conscientes de por qué actuamos como lo hacemos no era nueva. Más bien propuso un modelo de la mente esencialmente hidráulico: los impulsos eróticos y agresivos infantiles del ello son reprimidos por el yo y el superyó. Esta presión acumulada se libera en el sueño, donde los deseos inaceptables adoptan un formato aceptable. En otras palabras, la mente mezcla los deseos profundos e inaceptables (relaciones sexuales con la madre, etcétera) y el agudo psicoanalista lo descifra por medio de la técnica de la asociación libre. Los sueños, en resumen, significan algo, aunque de manera codificada. Freud no presentó ninguna prueba que justificara su teoría, de modo que nosotros tampoco tenemos por qué probar nada para dejarla de lado. La figura del psicoanalista tiene paralelismos evidentes con la del chamán, que utiliza sus conocimientos de lo oculto para decodificar los sueños, o la del oráculo, que predice el futuro, así que no sorprende que el psicoanálisis haya desarrollado muchos de los rasgos de un culto religioso.

Pero todos hemos experimentado sueños —a veces de horror, a veces de amor— que parecían llenos de sentido, y cuya relevancia para nuestra vida consciente parecía obvia, aunque se presentaran bajo una forma estrambótica y desordenada. Yo, por ejemplo, recuerdo algunos de esos sueños «numinosos» pasados muchos años. En la bibliografía científica abundan los análisis de los sueños de personas que sufren depresión, trastorno por estrés postraumático o esquizofrenia, y es imposible evitar la sensación de que significan algo, de que no son un mero epifenómeno como el tictac de un reloj. Hay muchas historias acerca de famosas revelaciones que aparecieron en sueños: Kekulé y el anillo del benceno, Dmitri Mendeléyev y la tabla periódica de los elementos, Paul McCartney y *Yesterday*, etcétera, pero todas ellas surgieron después de un gran trabajo consciente previo, y no está claro si realmente lo hicieron durante el sueño REM o mientras el sujeto soñaba despierto. Todo esto nos conduce nuevamente al problema de las metáforas: ¿cómo podemos describir la relación entre el inconsciente y la conciencia cuando no son entidades separadas, sino partes del mismo fenómeno? La dificultad —quizá imposibilidad— para encontrar palabras que definan esa relación se asemeja a la que surge cuando tratamos de entender la dualidad de la luz y la materia, su condición de ondas y partículas a la vez.

Allí estaba yo, tumbado en la oscuridad a orillas del Gosaikunda, durmiéndome y despertándome cada dos por tres a causa de los esfuerzos de mi cerebro para lidiar con la hipoxia y molesto por mi vejiga irritable —aunque felizmente ignorante del cáncer que la estaba invadiendo—, anhelando conciliar por fin el sueño. En momentos así, la conciencia se convierte en una pesada carga. Mi yo consciente era un inocente barquito flotando en un gran océano inconsciente y yo deseaba que se hundiera bajo las olas y me dejara dormir de una vez por todas.

El suplicio del insomnio me recuerda lo que los teólogos llaman «el problema del dolor»: si Dios es el responsable de todo y es bondadoso, ¿por qué permite que haya tanto sufrimiento en el mundo? Los teólogos jamás nos han proporcionado una respuesta muy convincente, más allá de sugerir que todo el mal es culpa nuestra, puesto que contamos con algo llamado «libre albedrío», o simplemente que los designios de Dios son inescrutables. Existe toda una disciplina —la teodicea— dedicada a formular pantallas de humo con el objeto de desviar la atención de esta sencilla paradoja. La solución consiste en creer que todos los males se corregirán en el más allá. No se me ocurre ninguna religión que no fracase si se le quita la fe en una vida después de la muerte. En lo que respecta a la neurociencia, si nosotros y nuestro cerebro consistimos en miles de millones de neuronas y sinapsis, en complejos interruptores electroquímicos, ¿por qué duele el dolor? ¿Por qué las decisiones difíciles nos parecen difíciles? ¿Por qué es tan desagradable la hipoxia? ¿Por qué la evolución nos hizo desarrollar sentimientos? ¿Por qué no puedo dormir, por el amor de Dios?

Es muy probable que la respuesta a todo esto sea que, cuando tomamos decisiones —me refiero a los seres humanos y posiblemente a la mayoría de los animales—, lo hacemos guiados tanto por sentimientos como por razonamientos. La distinción clásica entre razón y emoción es errónea: actúan en conjunto, no en conflicto. Las pocas personas que han perdido la amígdala, crucial para experimentar emociones, en especial el miedo, a causa de una rara dolencia degenerativa llamada lipoidoproteinosis o enfermedad de Urbach-Wiethe, pueden razonar lógicamente, pero encuentran imposible tomar decisiones.

Esa mañana, después de que William y yo abandonamos, entumecidos de frío y prácticamente sin haber pegado ojo, los sacos de dormir, nos pusimos a contemplar durante un rato el lago de Gosaikunda, sombrío e imponente en el helado amanecer. Luego pusimos rumbo al siguiente paso de alta montaña y, mientras caminábamos, los *sherpas* nos comentaron que también habían dormido mal durante la noche. Son tan fuertes y están tan en forma comparados conmigo —aunque, con su ADN denisovano, tienen buenas razones fisiológicas para ello— que casi me alegró oír que se quejaban. Seguimos ascendiendo, dejamos atrás el frío y oscuro valle; bajo la luz del sol, se abrió a nuestras espaldas un panorama arrebatador y celestial del Himalaya: podíamos abarcar casi doscientos kilómetros con la vista, desde el Annapurna, pasando por el Manaslu y el Ganesh, hasta el Langtang Lirung y la región de Helambu, con el Tíbet extendiéndose más allá. No sé por qué la contemplación de semejantes montañas resuelve todas las inquietudes y problemas metafísicos, pero la cuestión es que lo hace. Seguí mi camino, asombrado de lo fuerte y lo bien que me sentía a pesar de la espantosa noche que habíamos pasado. Debí de engañarme a mí mismo, porque más tarde William me comentó que ese día caminé muy lento.

6

Padezco una necesidad constante de hacer cosas. No sé de dónde me viene, pero mi madre asegura que se manifestó desde que era muy niño. He realizado personalmente la mayor parte de las obras de remodelación en las distintas casas en que he vivido. Los primeros años de mi primer matrimonio, cuando mi pobre mujer tuvo que aguantar esa especie de manía constructora, contaba con una justificación económica, puesto que era un simple estudiante de Medicina, y luego, como médico residente, trabajaba muchas horas por un sueldo relativamente bajo. Sin embargo, cuando me convertí en un especialista bien remunerado, ya no hubo ninguna necesidad real de seguir haciéndolo, y aun así fui incapaz de dejarlo.

En una ocasión, con el objeto de construir una cocina nueva, derribé la pared de ladrillos que separaba dos habitaciones en la parte trasera de la casa a altas horas de la noche, y veinte años más tarde, cuando nuestro matrimonio se iba a pique, mi mujer recordó ese episodio como un ejemplo de mi conducta irracional —aunque no el más atroz—. Al parecer, el hecho de bajar por la mañana y encontrarse con la cocina cubierta de polvo de ladrillo y con la pared desaparecida le había resultado traumático. Quizá exageraba, pero reconozco que había una especie de locura en mi comportamiento. En el décimo año de nuestro matrimonio pusimos en venta la casa y el perito contratado por los posibles compradores señaló que la pared que yo había derribado sostenía las vigas de la planta superior y que habíamos tenido suerte de que el techo no se nos hubiera caído encima. Yo mismo instalé la cocina nueva, incluyendo la placa de gas y la tubería bajo el suelo; cuando por fin conseguí, a las tres de la mañana, que la tubería de gas funcionara, salí tambaleándome al jardín trasero a oscuras y grité (aunque no a un volumen lo bastante alto como para despertar a los vecinos) «*Fiat lux!*». También recuerdo que, unas horas más tarde, ya en el trabajo, me dio una migraña tremenda. Poco tiempo después intenté elaborar una cera para muebles casera a base de cera de abejas, trementina y cera de carnauba calentando el pote directamente en la nueva cocina de gas en vez de ponerlo al baño maría como debería haber hecho. La mezcla explotó y la cocina se llenó instantáneamente de un tóxico humo negro.

Hace veintiún años, después de que mi primer matrimonio se derrumbara entre agrias disputas, me mudé a la casa en la que vivo ahora. Es una casa semiadosada de estilo victoriano típica del sur de Londres, con la fecha «1887» inscrita en un nicho circular debajo del hastial delantero. Los mapas de la época muestran unas pocas calles que se abren paso entre descampados y apenas un puñado de casas. En su mayoría son las típicas de «dos arriba, dos abajo»; es decir, dos habitaciones en la planta baja y dos en la superior, con una ampliación en el fondo para la cocina y la despensa y un dormitorio adicional arriba. Mi casa se edificó con los clásicos ladrillos London Stock, aunque, por desgracia, en una fecha posterior se añadió un enlucido de guijarros en la parte trasera. Mi hermano consultó los registros del Censo

Nacional para el período de 1891 a 1911 y averiguó que un pintor llamado John Andrews residió en esta vivienda con su esposa e hijo durante al menos veinte años, pero uno se apropia hasta tal punto de la casa donde habita, y ésta pasa a ser una parte tan importante de su vida, que cuesta imaginar que una vez alguna otra persona haya sentido lo mismo respecto de ella. Su presencia allí, aunque haya sido en otro tiempo, nos hace sentir ligeramente amenazados, igual que no nos gusta pensar que unos desconocidos vivan en nuestra antigua casa, en especial en aquella donde transcurrió nuestra infancia. Y entonces nos preguntamos quién ocupará nuestro sitio, quién se quedará con nuestra casa. De la misma manera, a veces contemplo mis manos, pienso en todas las cosas que he hecho con ellas y me doy cuenta de que un día serán las manos frías y blancas de un cadáver, como las que me encantaba diseccionar cuando estudiaba Medicina.

La casa se encuentra a cinco minutos en bicicleta del hospital donde solía trabajar. Se la compré a una mujer que acababa de quedarse viuda. Su marido era un antiguo contratista irlandés que, según me contaron los vecinos, en los meses previos a su muerte acostumbraba a sentarse en silencio en el jardín trasero a contemplar los pájaros. Cuando yo adquirí la propiedad, el jardín era una selva: la hiedra se extendía por los muros y engalanaba los árboles, algunos de los cuales habían muerto hacía mucho tiempo; había un solitario rosal junto a un pedacito de césped, una camelia bajo la cual crecía un acanto y, más allá, un tosco cobertizo de ladrillos de cemento cuya parte trasera daba al pequeño parque local. Era un jardín particularmente silencioso, pese a estar en una zona bulliciosa de las afueras de Londres.

Pasé veinte años renovando y ampliando la casa en gran parte con mis propias manos, por lo que fui encariñándome cada vez más con ella. En la parte delantera había un gran desván que convertí en un estudio abuhardillado, y habilité como almacén el hueco —que medía un metro veinte de alto— bajo el techo inclinado de la ampliación trasera, allí donde el techo se unía a la pared medianera, aunque sólo se puede acceder a través de una trampilla de cincuenta centímetros cuadrados.

Ese almacén terminó completamente abarrotado de artículos superfluos que costaba menos trabajo meter allí que vender en eBay o llevar al centro local de reciclaje: un equipo de revelado en cuarto oscuro, obsoleto desde que se popularizaron las cámaras digitales; al menos una docena de ordenadores, cada uno de los cuales había reemplazado a su predecesor a medida que iban apareciendo nuevos modelos; metros y metros de cable, cajas de transformadores de bajo voltaje, lámparas, televisores viejos, altavoces, discos de vinilo, equipos de audio de alta fidelidad, maletas desvencijadas llenas de ropa vieja...

En un rincón del garaje contiguo a la casa —otra construcción mía, con el techo lleno de goteras—, junto a las pilas de madera que he ido reuniendo a lo largo de mi vida, había una torre de cajas archivadoras de cartón que alcanzaba casi los dos metros de altura. Estaban cubiertas de telarañas, así como de excrementos de un par de petirrojos que habían anidado justo encima, dentro de una caja abierta de tubos para aspiradoras industriales. Contenían copias de todas las notas médicas de mi consulta privada correspondientes a los siete años previos a que me retirara del ejercicio privado de la medicina: por razones legales, debía conservarlas durante ese lapso de tiempo.

El final de ese plazo coincidió con el principio del confinamiento. Buscando en internet, encontré una empresa local que se dedicaba a la destrucción de documentos confidenciales; al parecer, la destrucción de documentos era una actividad esencial, puesto que la empresa seguía operando a pesar de las restricciones. Cargué las cajas en el coche y me dirigí a la sede de la compañía. Como había que sacar los papeles de los sobres para poder destruirlos, tuve que arrodillarme un buen rato en el suelo, eran miles. Me sorprendió, sin embargo, la cantidad de pacientes a los que recordaba, a veces sólo por el nombre, pero a menudo también por el diagnóstico. En algunas de las notas, Gail había añadido el letrero de FALLECIDO junto con la fecha del deceso, y yo recordaba con claridad a muchos de esos enfermos: varios de ellos habían sufrido muchísimo, así como sus familias. A algunos había llegado a conocerlos bastante bien, pues los tumores cerebrales que padecían crecían muy despacio y habían tardado muchos años en matarlos, y yo los había examinado periódicamente durante el paulatino avance de la enfermedad.

Examinar informes médicos fuera del ámbito clínico de un hospital es una experiencia lúgubre: esos datos se convierten en afirmaciones de nuestra insoslayable vulnerabilidad y mortalidad. Antes de que me descubrieran el cáncer, yo había padecido diversos problemas médicos relativamente menores: una pierna fracturada, desprendimientos de retina, un cálculo renal. Todos fueron tratados a pedir de boca por mis colegas, pero siempre que veía mi nombre en blanco y negro en las copias de la correspondencia enviada a mi médico de cabecera sentía un estremecimiento de temor, incluso cuando esas cartas sólo informaban de que mi tratamiento había sido exitoso. Pensé en los miles de vidas y conversaciones reflejadas en la correspondencia de mi consulta privada que estaba a punto de destruir. Los pacientes pocas veces se atreven a decirles a sus médicos lo que piensan de ellos y de su comportamiento, de ahí que los médicos nunca aprendamos a hablarles correctamente. Sólo recuerdo a una paciente, de hace cuarenta años, que me dijo a la cara que no le gustaba cómo le había hablado. Yo estaba haciendo el año obligatorio de cirugía general antes de formarme en neurocirugía. La señora Black, recuerdo su apellido precisamente porque la valentía con que formuló sus reproches era poco habitual. Me dijo que le había informado de que padecía cáncer de mama de una manera demasiado brusca. Es probable que tuviera razón. Es común que los pacientes nos elogien y agradezcan cuando las cosas salen bien, pero cuando fracasamos no dicen ni mu, lo que favorece que los médicos se sientan satisfechos consigo mismos y alberguen una opinión erróneamente elevada de sus habilidades comunicativas.

Igual que a la mayoría de los médicos, a mí me gustaba pensar que era amable y compasivo, pero no fue hasta que recibí un diagnóstico de cáncer cuando me di cuenta de la gran distancia que separa a los pacientes de sus doctores y lo poco que estos últimos entienden el calvario por el que pasan. Además, como observó el gran arquitecto Frank Lloyd Wright, los médicos pueden enterrar sus peores errores y olvidarlos, mientras que un arquitecto sólo puede aconsejar a su cliente que plante enredaderas para cubrir el espanto que ha construido.

Después de clasificar las cartas y sacarlas de las carpetas de plástico, me levanté dolorosamente del suelo con un crujir de rodillas y me encogí de hombros. «Bueno —pensé—, esto se ha acabado: jamás sabré lo que mis pacientes pensaban realmente de mí.»

En cuanto al altillo, es impresionante lo que uno puede llegar a meter por una abertura de cincuenta centímetros cuadrados, pero la perspectiva de arrastrarme a cuatro patas por el suelo polvoriento para sacarlo todo me entusiasmaba más bien poco, sobre todo porque cada vez estoy más rígido debido a la edad y en más de una ocasión me he quedado atrapado en el marco de la trampilla cuando intentaba embutir aún más cosas en su interior. Sin embargo, cuando llegó el confinamiento ya no pude soportarlo más: a tal punto la extravagancia y el derroche de los que había hecho gala durante tantos años me producía vergüenza y asco.

Entrar y salir por la trampilla me hizo pensar en los peregrinos tibetanos que caminan lentamente alrededor del monte Kailash y acrecientan su virtud mediante el sufrimiento físico. O en Everyman, ese hombre corriente protagonista de la obra de teatro epónima (publicada en 1501), que se prepara para morir solo, sin amigos ni pertenencias, mientras se hace un balance de sus pecados y buenas acciones. Mis pecados, por supuesto, son modernos —pecados contra el medioambiente—: la acumulación de objetos materiales que luego terminan en vertederos. En un período de varias semanas, vacié el almacén con ayuda de mi hijo, que vivió conmigo durante el confinamiento. Lo bajamos todo del altillo y lo pusimos en dos habitaciones que se llenaron de cosas hasta que encontré una empresa que se las llevó.

No soy una de esas personas que almacenan cosas obsesivamente porque no pueden desprenderse de ellas. Lo mío es un asunto de codicia y de pereza; me he pasado la vida preocupado de poseer lo último de lo último y luego era demasiado vago para reciclar las cosas que ya no necesitaba o mandarlas a reparar si se averiaban.

Entre las pilas de cosas del ático encontré cajas con cartas y recuerdos de juventud que databan de más de cincuenta años atrás. Me costaba creer que fuera tan viejo. Y en otras estaban guardados los diarios que había escrito durante más de cincuenta años. ¿Qué tengo que hacer con todo ello? Por un lado, siento el deseo de destruirlo, de deshacerme de todas esas páginas y ahorrarles a mis hijos la decisión de conservar o no mi diario cuando yo muera. Estoy totalmente seguro de que carece de interés histórico, aunque a veces me preocupa la posibilidad de que entre esas páginas haya algún tesoro escondido. Cuando, de tanto en tanto, me siento a leer algunos fragmentos me sorprende a partes iguales lo mucho que he olvidado de mi pasado y lo aburrido que resulta buena parte de lo que he escrito. «Lo ideal —suelo pensar en esos momentos— sería revisar el diario en su totalidad y guardar sólo algunos fragmentos que tal vez tengan interés para mis descendientes.» Pero destruir la mayor parte me parece una especie de suicidio, algo a lo que en realidad no puedo enfrentarme. Tal vez termine postergándolo hasta que sea demasiado tarde.

7

En mi última visita a Ucrania, justo antes de que se desencadenara la pandemia, mi colega Andrij me pidió que examinara a uno de sus pacientes; no estoy seguro por qué, puesto que aquel hombre se había recuperado bien de una operación relativamente menor. Era un soldado profesional, francotirador del ejército ucraniano, y había recibido un disparo en la cabeza combatiendo en el frente del Dombás durante la guerra contra Rusia y los separatistas. Tras ser evacuado del frente, acabó en Lviv al cuidado de Andrij, quien lo intervino para curar la herida del cráneo. Para su fortuna, la bala no había tocado el cerebro. Andrij me contó que en un determinado momento había logrado reunir el coraje de preguntarle si era difícil matar gente y que él le había respondido con una expresión totalmente impasible que sí «porque los blancos no se quedaban quietos».

Cuando lo conocí, seguía de licencia a causa de la herida, pero le faltaba poco para volver al frente. Era más bajo que yo, tenía el pelo rubio y ralo y un rostro redondo, más bien juvenil e inocente, con ojos celestes y una expresión plácida. Exhibía una nítida cicatriz semicircular, producto de la operación, cinco centímetros por encima de la oreja derecha. Creo que hablar conmigo lo ponía un poco nervioso y lo desconcertaba.

A través de Andrij, quien hizo las veces de intérprete, me contó que había habido alguna clase de crisis en su vida, aunque no entró en detalles. Se había incorporado al ejército para poner sus pensamientos en orden. No era uno de esos voluntarios nacionalistas que cumplían una función importante en la lucha contra los rusos y los separatistas, sino, según sus palabras, un soldado de verdad, a tiempo completo. Recordé que cuarenta y seis años antes yo también me había convertido en médico a resultas de una crisis, y no siguiendo una profunda vocación, pero no le pedí que entrara en más detalles.

—Siempre trabajamos en pareja —me explicó— y estamos muy bien entrenados.

—¿El estrés postraumático es un problema?

—No creo que los ucranianos tengan ese problema —respondió, aunque no le creí.

—¿Apuntas a la cabeza?

—No necesariamente. Depende de lo que quieras hacer. A veces sólo deseas herir al tío para que se quede en el suelo delante de sus camaradas, gritándoles, mientras te encargas de que ellos no puedan acercársele.

—Una guerra muy sucia —comenté.

—También se usan rayos láser para cegar a los soldados.

—Pensaba que estaban prohibidos —dije.

—Uno de mis compañeros perdió la visión de un ojo porque lo apuntaron con un láser. También usan minas terrestres y fósforo blanco, y todas esas cosas están prohibidas —añadió encogiéndose ligeramente de hombros.

—¿Odias a los rusos? —quise saber.

—No, no —respondió, al parecer sinceramente divertido por la pregunta—. Son buenos tipos, no muy distintos de nosotros.

Se hizo un silencio mientras yo reflexionaba sobre esas palabras.

—En un buen día, ¿a cuántas personas matas? —pregunté por fin.

—No llevamos la cuenta —se apresuró a explicar—. Tal vez los voluntarios sí; puede que incluso hagan muescas en la culata de sus rifles —añadió con un tono ligeramente reprobatorio.

Seguí interrogándolo tratando de detectar alguna pizca de sentimiento en relación con su trabajo, pero él siempre contestaba que los francotiradores eran profesionales muy bien entrenados y que no había ninguna clase de emoción en el trabajo que realizaban.

—¿Qué crees que ocurrirá con la guerra? —le pregunté.

—Mueren soldados todos los días, pero no me parece que vaya a acabar pronto.

¿Era posible que aquel hombre hubiera reprimido sus sentimientos hasta tal punto? ¿De verdad sentía ese distanciamiento e indiferencia hacia las personas a las que mataba o se despertaría por las noches dentro de unos años lleno de temor y angustia? ¿O, sencillamente, de pronto se descubriría recordando a sus víctimas de la misma manera que yo, en mi jubilación, recuerdo a los pacientes a los que les fallé, a menudo de hace varias décadas?

En mis visitas a Ucrania era habitual que examinara a pacientes con unos tumores grandes y difíciles llamados «neurinomas del acústico». Se trata de unos tumores benignos que, sin embargo, pueden ser fatales en algunos casos si no se tratan. El problema es que la cirugía conlleva un gran riesgo de dañar el nervio que controla los músculos de la cara; si eso sucede, el paciente queda desfigurado, con parálisis facial en el lado del tumor.

Tal vez parezca extraño que albergue tantas dudas retrospectivas sobre mi capacidad como cirujano, pero a los cirujanos hay que juzgarlos por sus fracasos —su porcentaje de complicaciones—, no por sus éxitos. Eso sí: discriminar unos y otros es sorprendentemente difícil, porque cada paciente y cada operación son diferentes, de modo que es inevitable que algunos pacientes acaben mal por bueno que sea el cirujano; porque los mejores cirujanos suelen ocuparse de los casos más difíciles y con mayores complicaciones probables, y porque, muy al contrario, resulta fácil ocultar y negar las complicaciones y los errores tanto a los pacientes y colegas como a uno mismo. Sin duda yo actué así algunas veces, aunque hubo al menos una ocasión en la que podría haberlo hecho y no lo hice.

Estaba ayudando a uno de mis residentes a operar a un hombre que tenía un nervio pinzado en el cuello. La cirugía se llevó a cabo sin incidentes, pero más tarde, mientras caminaba por el pasillo de los quirófanos, me asaltó la inquietud y caí en la cuenta, con profunda desazón, de que lo habíamos operado en el lado equivocado del cuello. Ese tipo de cirugía se realiza mediante una incisión en la línea media de la parte trasera del cuello y, en general, después de la intervención ni siquiera una resonancia magnética puede determinar de qué lado se ha operado. Además, el procedimiento no siempre alivia el dolor del brazo por el que se lleva a cabo, de modo que me habría resultado fácil mentir y recomendar una nueva operación en alguna fecha posterior cuando los síntomas no remitieran. Sé de un neurocirujano eminente que lo hizo, aunque después de una cirugía mucho más seria: un prolapso de disco en la columna dorsal que había operado en el nivel equivocado.

Yo, en cambio, al día siguiente subí aterrado a la habitación del paciente. Esto ocurrió en la época en que aún funcionaba el viejo hospital de Wimbledon, que estaba rodeado de descuidados jardines. Era primavera, y desde la cama se divisaba una verde pendiente, en la parte trasera del hospital, cubierta de narcisos que yo mismo había plantado el otoño anterior.

—Señor Q —dije—, me temo que le traigo malas noticias.

—¿A qué se refiere exactamente, doctor Marsh? —repuso él.

—Me temo que le he operado el lado equivocado del cuello.

Hubo un largo silencio mientras él procesaba esa información.

—Bueno, lo entiendo perfectamente, señor Marsh —dijo entonces—. Yo me gano la vida instalando electrodomésticos de cocina y una vez coloqué uno exactamente al revés, es fácil que ocurra. Sólo prométame que me operará el lado correcto lo antes posible.

Esto fue hace un montón de años, mucho antes de que se introdujeran las listas de verificación de seguridad de las cirugías (que quizá tampoco habrían evitado nuestro error, teniendo en cuenta que esa clase de operaciones, como he dicho, implican una incisión en la línea media del cuello). Si algo así ocurriera hoy en día, probablemente me despedirían; por lo tanto, la presión para mentir sería mucho mayor.

Todos los cirujanos aprendemos a tomarnos con pinzas las publicaciones médicas, llenas de asombrosos resultados que jamás podremos emular; sin embargo, nos llena de amargura y de temor —más o menos como los que siente la malvada madrastra de Blancanieves cuando se mira en el espejo— la posibilidad de que haya cirujanos mejores que nosotros.

Una vez di una conferencia en la Asociación del Neurinoma del Acústico, una ONG dedicada a quienes sufren ese tumor. Enfrentarme a cincuenta personas en su mayoría con el rostro parcialmente paralizado, algunas de las cuales yo mismo había intervenido, fue una de las experiencias más angustiosas de mi vida: me sentía un completo farsante, así como el peor cirujano de neurinomas del acústico del mundo. Al final de mi presentación, una persona del público —una joven pelirroja que antes de la cirugía había sido actriz— se acercó a hablar conmigo. Tenía una parálisis relativamente severa en un lado de la cara.

—Su operación me dejó así —dijo con la boca torcida—, pero, al darme cuenta de lo hecho polvo que estaba usted cuando me examinó después de la operación, lo perdoné.

Tardé muchos años en aprender a operar esos tumores y siempre me preocupaba que mis resultados —en términos de parálisis faciales— no fueran tan positivos como los que publicaban otros cirujanos. Sin embargo, aquellos médicos —en su mayoría de Estados Unidos y otros países europeos— operaban a un número mucho mayor de pacientes que el que yo podría alcanzar jamás, y en la cirugía el éxito está íntimamente relacionado con la experiencia y la práctica. En el Reino Unido, los cirujanos trabajan con pacientes de zonas geográficas más o menos delimitadas por el Sistema Nacional de Salud y, por tanto, tienen dificultades para desarrollar la clase de práctica, numerosa y especializada, de los médicos de otros países. De modo que uno debe aprender como pueda, lo que implica tanto el engaño como el autoengaño.

Todos los cirujanos atraviesan un período difícil al principio de sus carreras, cuando deben fingir ante sus pacientes que son más experimentados y competentes de lo que son en realidad; pero quizá debería haber dicho que los médicos en general, no bien llegan a serlo, se ven obligados a fingir. No hay nada que asuste más a un paciente que un médico asustado, y cuando eres un médico joven te alarmas con frecuencia, de modo que debes ocultarle tus sentimientos al paciente. No recuerdo que nadie me lo explicara, lo aprendes por instinto.

Uno de los grandes estudiosos de la teoría de la evolución, el biólogo estadounidense Robert Trivers, escribió un libro notable titulado *La insensatez de los necios. La lógica del engaño y el autoengaño en la vida humana*. En ese libro, Trivers afirma que el engaño es universal en la naturaleza porque la mayoría de los organismos vivos se alimentan de otros organismos inferiores de la cadena trófica y, a su vez, sirven de alimento para los de los niveles superiores (e incluso los superdepredadores, como nosotros o los leones, somos alimento para las bacterias), y tanto cazadores como cazados utilizan el engaño para sobrevivir. Así, lo extraordinario sería la capacidad humana de autoengaño que, como teórico evolutivo, explica alegando que nos engañamos a nosotros mismos precisamente para reducir las posibilidades de que los gestos inconscientes y nuestro lenguaje corporal en general vayan a traicionarnos mostrando que no estamos siendo sinceros.

Al principio de su carrera, un cirujano tiene que exagerar su confianza en sí mismo, engañarse, para sentirse capaz de abrir el cuerpo de otro ser humano. Porque, si no acepta los casos difíciles, ¿cómo mejorará su técnica? Es duro admitir que hay colegas más experimentados a quienes tal vez tendríamos que derivar a un paciente con un problema particularmente difícil, pero en cambio tendemos a engañarnos y creer que somos más experimentados de lo que lo somos en realidad. Me gusta bromear diciendo que el autoengaño es una importante habilidad clínica. Lo cierto es que no tiene demasiada importancia cuando eres residente y estás bajo la supervisión de colegas con más trayectoria, y aunque también pueden aparecer problemas cuando ya eres un cirujano titular, en ese momento es mucho menos probable que cuestionen tu trabajo y tus decisiones. De todas formas, es preciso encontrar un equilibrio entre tener confianza en ti mismo y saber cuándo pedir ayuda, y ésa es una de las muchas cuerdas flojas por las que todo cirujano debe caminar.

Poco después de convertirme en especialista, hace más de treinta años, atendí en mi consulta privada a un joven abogado que tenía un pequeño neurinoma del acústico. Entonces había diversidad de opiniones respecto a la necesidad de tratar los tumores pequeños (sigue habiéndola hasta cierto punto, pero ahora existe la opción de utilizar radioterapia localizada en vez de cirugía) y el paciente me preguntó cuánta experiencia tenía con esa clase de operaciones. Recuerdo que sentí mucha vergüenza y me puse a la defensiva, puesto que en realidad no había hecho prácticamente ninguna intervención como la que él requería, pero a estas alturas estoy convencido de que todos los pacientes deberían hacerle esa pregunta a su posible cirujano, si bien rara vez lo hacen. No recuerdo qué respondí, pero sé que en un determinado momento aquel hombre, enfadado, sugirió que yo no quería operarlo porque él era un abogado especialista en negligencias médicas, y que acabé dándole el nombre de otro cirujano que tenía mucha más experiencia que yo con esos tumores. Evidentemente, era lo que había que hacer, pero no es tan fácil como parece, puesto que implica reconocer tus limitaciones tanto frente a ti mismo como frente a tu paciente.

Por casos como ése terminé peleándome con mi colega ucraniano después de una relación de muchos años. Él no paraba de darme la lata para que le enseñara a operar neurinomas del acústico de gran tamaño, asegurándome que en Ucrania no había ningún cirujano capaz de tratarlos adecuadamente. Un poco a regañadientes, lo ayudé en unos pocos casos, pero al final decidí no hacerlo más, especialmente cuando me enteré de que me ocultaba algunos resultados negativos: casos en los que los pacientes habían muerto o habían quedado gravemente lesionados tras la cirugía. El reflejo de enterrar las malas noticias estaba demasiado arraigado en él, así como otro rasgo del legado soviético: el nepotismo. Sólo compartía con su hijo mis enseñanzas y la experiencia que yo le aportaba. La cirugía en la Unión Soviética había sido profundamente nepotista. Si tienes al Estado en contra, ¿en quién puedes confiar, salvo en tu familia y tus amigos íntimos? Pero eso iba en contra de la cultura en que yo me había formado. Además, la medicina en Ucrania estaba mejorando constantemente y otros neurocirujanos se estaban volviendo cada vez más hábiles, por lo que yo ya no creía que mi colega y yo pudiéramos hacer una contribución realmente importante al tratamiento de esos pacientes. El caso es que, después de veinte años de trabajar juntos, nos distanciamos abruptamente, aunque yo seguí visitando Ucrania para trabajar con otros médicos más jóvenes en casos más sencillos. A diferencia de mi primer colega, ellos no habían crecido en la era soviética.

Olena, una de esos jóvenes médicos, me contó que tenía un problema de salud y que le gustaría saber mi opinión. Me reuní con ella en el bar del hotel en que me alojaba. Estaba en el centro de Kiev, cerca de la orilla del gran río Dniéper; más precisamente en Podil, la única zona de la ciudad que sobrevive de la era zarista. La casa natal del escritor Mijaíl Bulgákov, autor de *El maestro y Margarita*, estaba justo a la vuelta. Recuerdo que sostuve su escáner cerebral contra una ventana que mostraba una hermosa vista de las calles cubiertas de nieve. Acababa de dar a luz, pero durante la última etapa del embarazo había empezado a sentirse mareada y las imágenes habían revelado que tenía un neurinoma del acústico realmente enorme. Debido a su tamaño, una intervención quirúrgica conllevaba un gran riesgo de dejarla con una parálisis facial deformante que le cambiaría la vida mientras que, tal como estaba (fuera de haber perdido un oído, el efecto más común de estos tumores), se sentía perfectamente. Incluso después del parto su sensación de inestabilidad había disminuido. Lo malo era que dejar ese tumor sin tratamiento suponía condenarla a una muerte lenta, de modo que estaba decidida a que fuera yo quien la operara y su familia había empezado a reunir el dinero necesario para efectuar esa cirugía de forma privada en el extranjero. Existía la posibilidad de tratarla en Ucrania, pero seguramente era más peligroso porque no recibiría una buena atención durante el posoperatorio. Me preguntó cuánto le costaría esa intervención fuera del país.

—En el Reino Unido, si todo va bien, quizá unos cincuenta mil dólares. En Alemania, tal vez el doble, y en Estados Unidos, al menos cinco veces esa cantidad... probablemente más —respondí—. Y si surgen problemas después de la operación, esa suma podría multiplicarse.

—Quiero que usted me opere —dijo.

—No soy necesariamente el mejor —repuse.

—Pero yo confío en usted —insistió.

—Tengo que pensarlo —contesté.

No era una decisión fácil. Pocos años antes, allá en Londres, no tenía opción... Yo era el especialista en esa clase de tumores y yo realizaba esas operaciones, punto. Pero estaba al final de mi trayectoria profesional y podía elegir, igual que lo había hecho al principio de mi carrera con aquel joven abogado. Mi consulta dedicada a los neurinomas del acústico había ido a parar a manos de uno de mis colegas más jóvenes del hospital, un cirujano muy diferente a mí: sereno, reflexivo, bien informado pero modesto, obsesivo pero infinitamente paciente. De hecho, era uno de los escasos colegas que me hacían sentir un poco intimidado.

Aquel caso tenía muchas probabilidades de acabar de una manera espantosa; el fallecimiento o la desfiguración de la paciente eran posibilidades reales. Si le pedía a mi colega que se ocupara del caso, ¿sería un cobarde? Si efectuaba yo mismo la operación, ¿lo haría por vanidad y por negarme a reconocer que mi carrera como cirujano había acabado? Estaba seguro de que todavía podía operar bastante bien, pero también temía que mi colega pudiera obtener un resultado mejor que el mío.

Los cirujanos hablan de las «noches sin dormir» como una especie de código para referirse al estrés de su trabajo, que a veces puede ser intenso. Al principio de mi carrera atravesé una breve fase durante la cual me resultaba difícil conciliar el sueño la noche antes de una operación difícil. Recuerdo que a veces tomaba vodka con somníferos para intentar dormir. El caso es que esos episodios quedaron atrás rápidamente, y desde entonces siempre había dormido bien sin importar lo que me esperara al día siguiente. No fue así la noche después de la consulta en el bar del hotel.

Por la mañana me levanté temprano. Era febrero, pero el invierno estaba tocando a su fin, como ha venido sucediendo con frecuencia en los últimos años por culpa del cambio climático. («¿El cambio climático? —preguntaban mis amigos ucranianos entre carcajadas—. Tenemos problemas más urgentes que atender.») Emprendí un breve peregrinaje a una pequeña capilla cercana construida en la orilla del río poco después de la caída de la Unión Soviética, una época en que iglesias y capillas empezaron a brotar como hongos por toda Ucrania, después de setenta años de prohibición. Ésta se encontraba en mi camino al trabajo y yo había pasado en coche por delante innumerables veces a lo largo de los años. Estaba situada sobre un pequeño promontorio de pilotes y tenía un reluciente techo dorado que contrastaba con la lúgubre autopista de hormigón que la separaba de los ruinosos edificios prerrevolucionarios de la ribera. Me había preguntado muchas veces cómo sería por dentro. Mientras me acercaba a la capilla, pensé que siempre me había sentido orgulloso del trabajo que había desempeñado con mi colega en Ucrania, seguro de que habíamos conseguido grandes cosas. Pero en ese momento recordaba aquellos años desde una perspectiva diferente; había caído en la cuenta de que, en el fondo, mis logros habían sido mucho más modestos de lo que había supuesto en su momento, de que le había atribuido a mi colega cualidades que en realidad no poseía y de que había malinterpretado muchas cosas que había presenciado en Ucrania. Me había dejado deslumbrar por mi propio y vanidoso deseo de verme como un héroe. A esas alturas tenía claro que me había equivocado, que ni él ni yo éramos héroes. (No lamento haber pasado tantos años trabajando allí, pero al recordarlos experimento sensaciones contradictorias: un profundo sentimiento de fracaso combinado con algún que otro triunfo, todo ello mezclado con el amor que siento por ese país y por los numerosos amigos que he hecho a lo largo de los años.)

Crucé la autopista que discurre paralela al río a través de un lóbrego pasaje subterráneo de cemento bajo el ruidoso tráfico matinal. El asfalto estaba cubierto de hielo y de charcos. Por todos lados se oía el sonido de la nieve derretida goteando sobre techos de zinc. Hacía un tiempo espantoso: lluvia y niebla, nieve semiderretida, fangosa y sucia, apilada a los lados de la carretera. El Dniéper estaba oculto bajo la bruma, sólo se veían unos pocos témpanos de un blanco sucio flotando en la superficie. Tres días antes había visto el río enteramente congelado y a unos personajes como sacados de un cuadro de Brueghel pescando a través de agujeros en un hielo inmaculadamente blanco. En el interior de la oscura capilla, de pie en la penumbra, había una anciana encorvada con un pañuelo en la cabeza. Tras ella, el dorado iconostasio se adivinaba apenas. Compré una vela larga y delgada por veinte grivnas y la anciana me guió hacia un candelabro de latón que estaba a un lado. Murmurando en ruso, encendió dos velas que ya estaban en el candelabro; yo encendí la mía y, a pesar de que no tengo fe, la coloqué también. Luego volví caminando al hotel.

Horas después me encontré con Olena y su marido en el bar del hotel y les dije que creía que mi colega debía efectuar la operación, pero se mostraron un poco reacios a aceptar.

—Miren —dije—. Sólo una cosa es segura: no hay duda de que él puede conseguir un resultado tan bueno como el mío, y muy posiblemente incluso mejor.

Olena llegó a Londres unas semanas más tarde, en cuanto pudo obtener los visados y pagar cuarenta mil libras por adelantado en el hospital. Había conseguido reunir esa cantidad gracias a la ayuda de familiares y amigos. Yo los alojé en mi casa para reducir los gastos. La operación —que mi colega llevó a cabo junto con un otorrinolaringólogo— duró veinte horas (¡veinte horas!)

y terminó a las seis de la mañana siguiente. Olena salió intacta, con la cara perfecta, y regresó a Ucrania un mes más tarde. Fue un resultado verdaderamente espectacular. Yo me sentí muy orgulloso de tener esos colegas, pero también un poco triste.

La operación de Olena —o mejor dicho, el hecho de que yo decidiera no hacerla— marcó el final de mi carrera como cirujano en activo. Entre colegas, tenemos una frase para eso: lo llamamos «colgar los guantes».

8

Cuando el covid-19 apareció me preocupaba contraer la enfermedad y morirme, pero, por muy absurdo que pueda parecer, mi principal inquietud era la posibilidad de dejar inconclusa la casa de muñecas que estaba construyendo para mis nietas. Hace treinta y cinco años le había hecho una a Sarah, mi hija mayor. Entonces era médico residente y trabajaba en turnos conocidos como «uno dentro del otro», es decir, estaba de guardia las veinticuatro horas del día siete días a la semana. Aquello era totalmente ilegal (reflejaba el hecho de que los médicos jefes de departamento eran totalmente incapaces de colaborar y no permitían que sus equipos atendieran a los pacientes de otros), pero el hospital que me empleaba hacía la vista gorda y yo tenía el perverso orgullo de que aquél era probablemente el último trabajo de esa clase que había en el país, lo que me hacía sentir importante. Podía vivir en mi casa y el trabajo no era tan pesado de noche, aunque mis movimientos estaban muy restringidos, pues tenía que estar en condiciones de dejarlo todo y acudir al hospital a toda prisa a cualquier hora. Entonces no había móviles, de modo que siempre tenía que llevar un busca encima y, si pitaba cuando no me encontraba en casa, debía buscar un teléfono. Una vez tuve que entrar en una hamburguesería, suplicar que me permitieran hacer una llamada y luego darle instrucciones al residente sobre cómo debía insertar una válvula en el cerebro de un paciente ante las miradas de fascinación de los empleados. Recuerdo que me enfadé mucho cuando, al salir, me exigieron cincuenta peniques por el uso del teléfono.

Si la memoria no me falla, construí la mayor parte de la casa de muñecas a última hora de la tarde y por las noches. Mi taller estaba en la parte trasera de la casa, en un pequeño sótano con un patio de luces cubierto en cuyas ventanas todavía podían verse unas cintas en cruz pegadas durante la Segunda Guerra Mundial para proteger los cristales de la vibración causada por el estallido de las bombas. Medía menos de un metro ochenta de altura, así que tuve que hacer un hoyo junto a mi banco de trabajo para poder estar de pie. Allí construí —hasta donde pude, para ser honesto— una casa de muñecas tan monstruosamente grande como mi ego de residente. Ahora me parece absurdamente inmanejable: tenía tres plantas de alto, dos habitaciones de fondo y un metro veinte de ancho. Por supuesto, jamás la terminé, como tantas otras cosas que empecé a lo largo de los años, y para colmo estaba en gran parte hecha con prisas y de cualquier manera. Subirla hasta el dormitorio de Sarah costó Dios y ayuda; recuerdo haberle gritado a mi mujer que me ayudara, y también el esfuerzo que tuvimos que hacer para arrastrar la casa de muñecas por la escalera mientras se iba rompiendo a pedazos.

Pese a todo, a Sarah le gustaba jugar con ella y sus muñecas vivieron un montón de aventuras allí. Naturalmente, cuando se hizo mayor dejó de interesarle y, tras el divorcio, aquel absurdo armatoste me siguió hasta el pie de Wimbledon Hill. Y allí se quedó, polvorienta y abandonada en un trastero, convertida en refugio de arañas, durante veinte años. Yo quería tirarla, pero Sarah no quería ni oír hablar de ello. Al final, cogí un serrucho y le amputé un tercio tras comprometerme con Sarah a que la reconstruiría para sus dos hijas. Pero dudaba de que realmente fuera a hacerlo; de no haber llegado el covid-19, creo que jamás habría emprendido esa tarea.

El problema era que una parte de la infame casita estaba muy bien hecha: la escalera de teca, con dos tramos y sesenta balaustres de seis centímetros de largo y medio centímetro cuadrado de ancho, la había construido con mi viejo torno Myford. Era impresionante, aunque no servía para jugar con muñecas y muebles. Debí de dedicar muchas horas de trabajo meticuloso con el torno para hacer los sesenta balaustres; lo cierto es que quedé bastante impresionado cuando volví a examinarla veinte años más tarde, me sorprendía que mi yo del pasado hubiera sido capaz de realizar semejante tarea. Tal vez no era tan inepto como me gusta creer ahora y mi desprecio por esa antigua encarnación mía esconda una especie de celos impulsados por mi percepción de que mi mente y mi cuerpo están deteriorándose con la edad, o quizá, simplemente, ahora que estoy jubilado sólo puedo competir conmigo mismo.

La casa de muñecas reconstruida tuvo un gran éxito entre Iris y Rosalind, por lo que empecé a trabajar en otra completamente nueva para Lizzie, la menor de mis nietas. La primera había sido una versión de la vivienda adosada de principios del siglo XVIII en la que viví con mi familia después de que nos mudáramos desde Oxford cuando yo tenía diez años. Supongo que estaba tratando de recrear mi pasado en miniatura de regresar a un tiempo mejor. La segunda se convirtió en una fantasía con almenas y múltiples plantas. Tenía otra escalera imponente y todas las paredes exteriores sostenidas con imanes, de modo que fuera posible retirarlas fácilmente para acceder a las habitaciones del interior. Por fin, después de tanto tiempo, le encontré utilidad a parte de la madera acumulada en el garaje: la madera nudosa de olmo me sirvió para construir un bonito suelo —con una textura semejante a la del mármol— para el sótano, y el fresno y el ébano, para hacer las tablas del piso del dormitorio. También hay un techo de vigas martillo de roble que me llevó varios días, con remates en miniatura que delineé con mi torno. Gracias al confinamiento y la jubilación, he tenido tiempo suficiente para realizar un trabajo adecuado, pero una vez más no he podido resistirme a hacerla demasiado grande. Mi hija Katharine asegura que tiene espacio en la casa para albergarla, pero me temo que, a medida que pase el tiempo, se convertirá más en una molestia que en una reliquia familiar.

Hace un tiempo construí un garaje adosado a un lado de mi casa, pero el techo, como muchos de los que he instalado yo mismo, está lleno de goteras. Las vigas que lo sostienen están pudriéndose, y la maleza ha empezado a colarse dentro —aunque se ve bastante bonita, la verdad—. Sé que tengo que rehacerlo de cabo a rabo, pero no dejo de posponer la tarea. Está lleno de madera que he ido coleccionando durante gran parte de mi vida. Me gusta verla apilada y pensar en todas las cosas que guarda en su interior y que todavía me quedan por construir. Puedo contar la historia de cada pieza: cerezo suizo vaporizado comprado a un vendedor en el barrio londinense de Limehouse hace cuarenta años, grandes trozos de olmo con nudos de formas fabulosas y sensuales... Estos últimos estuvieron guardados muchísimo tiempo, hasta que pensé que podían servir para construir unos suelos bonitos, como de mármol, para la casa de muñecas. Hoy en día es muy difícil encontrar madera de olmo porque el árbol estuvo a punto de extinguirse en Europa hace cincuenta años como resultado de la grafiosis, una enfermedad fúngica. Recuerdo mi desconcierto cuando vi, en los Jardines Botánicos de Christchurch, Nueva Zelanda, un gran olmo inglés cuya característica silueta me hizo recordar los setos ingleses y los picnics familiares de verano durante mi infancia.

También guardo unos discos enormes, como quesos parmesanos, de madera de haya espalteada. Las líneas negras causadas por una infección fúngica del haya crean un elegante diseño, perfecto para cuencos torneados, por ejemplo. En eso pensé cuando me encontré los restos de una gran haya caída en un valle del centro de Gales. Corté algunos bloques de buen tamaño con mi motosierra de setenta centímetros y a continuación hice unos discos grandes con mi sierra de cinta, pero jamás he hecho los famosos cuencos, y los discos de madera han quedado en el garaje acumulando polvo, telarañas y (¡ay!) carcoma. Ahora, cuando los miro, recuerdo aquel silencioso y remoto valle, el aroma de las hojas caídas y húmedas, y el sonido del arroyo cercano: una escena casi primigenia, si no fuera por el hedor a aceite y petróleo de la motosierra.

Tengo madera de manzano procedente de una granja de Kent, madera de una morera que la viuda del neurocirujano a quien reemplacé cuando se jubiló tenía en el jardín, y una gran cantidad de madera procedente de un cedro del Líbano que estaba en los jardines del hospital de Wimbledon donde trabajé muchos años y que murió cuando asfaltaron toda el área circundante para hacer un aparcamiento. La madera de cedro tiene un olor delicioso que espanta a las polillas y es excelente para revestir arcones y cajones. Los cedros, por su parte, son unos árboles imponentes que, cuando alcanzan su madurez, se extienden como gigantescos paraguas al tiempo que las ramas inferiores van muriendo. En una época cubrían grandes áreas de Oriente Medio, pero ahora sólo hay unas pocas decenas de ejemplares confinados en un pequeño recinto vallado en el Líbano. Cuando lo visité —como quien hace una peregrinación—, me recordaron a unos animales tristes, cercanos a la extinción, encerrados en un zoológico. He plantado un cedro del Líbano en una gran maceta de terracota; parece un poco cruel tratándose de una criatura tan poderosa, pero después de veinte años se le ve bastante contento y esta primavera le han salido brotes verdes. Constreñido por el tiesto, ha adoptado la forma de paraguas de un árbol totalmente crecido y se ha convertido en un gigantesco bonsái.

También guardo numerosas piezas pequeñas de madera exótica —maderas nobles poco comunes, como el cocobolo o el granadillo negro— que compré hace muchos años para darles forma con el torno, algo que aún no he hecho. La mayoría son muy difíciles de conseguir a estas alturas, o tienen precios prohibitivos como resultado de la destrucción de los bosques pluviales. Hoy no las compraría aunque pudiera, me daría vergüenza. Incluso tengo unas pocas láminas gruesas de chapa de sándalo que compré hace casi cincuenta años a un lutier que no sabía qué hacer con ellas. No tengo ni idea de dónde las sacaría. El comercio de esa clase de madera lleva muchos años estrictamente controlado y se utiliza principalmente en la industria del perfume. Hace poco le regalé algunas a un amigo ebanista que fabrica cajitas. La chapa había perdido gran parte de su fabuloso olor, pero espero que cuando mi amigo la corte y la lije las vetas más profundas todavía conserven un poco de fragancia.

Constantemente se me ocurren nuevas ideas de cosas que puedo hacer con toda esta madera, pero la cuestión es que, pase lo que pase, no viviré el tiempo suficiente para aprovechar ni siquiera una fracción. En una época haber acumulado todo ese material me daba un placer profundo, pero, a medida que la vejez y la decadencia se aproximan, el placer empieza a desvanecerse y va dando paso a una sensación de inutilidad, incluso de fatalidad, por ese futuro sugerido por el escáner cerebral. Además, cualquier cosa que fabrique ahora durará más que yo, por lo que sólo debería hacer algo que merezca sobrevivir por su propio valor. Ya no tengo la excusa del artesano que, después de detectar todas las fallas en lo que ha hecho, aunque sean invisibles para los demás, puede prometer que lo hará mejor la próxima vez.

SEGUNDA PARTE

Catastrofismo terapéutico

9

Tenía planeado ir a ver a un colega por mis problemas prostáticos, cada vez más irritantes —un chorro débil, así como micciones urgentes y frecuentes—, pero el confinamiento me hizo posponerlo. Además, el confinamiento en sí mismo era una experiencia tan extraña e intensa que me olvidé totalmente de mis síntomas y pasaron otros siete meses hasta que pedí cita para ir a ver al médico. Para ahorrar tiempo, decidí hacer una visita privada, aunque para entonces ya no tenía un seguro médico privado.

Tras lavarme el trasero cuidadosamente, en previsión de un examen rectal, me dirigí en bicicleta a Harley Street bebiendo un litro de agua mineral por el camino: me habían indicado que lo hiciera para poder medir el flujo de orina a mi llegada.

Me recibió una enfermera muy amable que enseguida me hizo beber varios vasos de agua más. Cada dos por tres asomaba la cabeza por la puerta y me preguntaba:

—¿Ya está a punto de reventar?

Cuando finalmente llegué a ese punto, me dirigieron a un inodoro adaptado para llevar a cabo las mediciones requeridas que registró mi triste y esforzado intento de vaciar la vejiga, un problema con el que convivía desde hacía varios meses, quizá incluso años.

Cuando acabé, me hicieron subir por una espléndida escalera alfombrada hacia la consulta.

Las puertas de roble de la sala eran tan altas e imponentes que vacilé antes de entrar. Me resultaba difícil creer que pertenecieran a una consulta médica, pero estaba en Harley Street, no en el Sistema Nacional de Salud. La sala era inmensa y mi colega Ken, con mascarilla, como yo, a causa de la pandemia, estaba sentado detrás de un enorme escritorio. Me hizo recordar algunas historias que había oído sobre Mussolini, quien poseía un escritorio gigantesco en su despacho y obligaba a los ministros de su gobierno a cubrir a toda velocidad la gran distancia que había hasta ese mueble cada vez que iban a dar sus informes. Pero Ken es un hombre muy agradable y no se parece en nada a Mussolini. Dos años antes lo había elegido para que me operara de un cálculo renal después de preguntar a éste y a aquél buscando el médico idóneo. Poder hacer esa clase de averiguaciones es probablemente el mayor beneficio de ser médico; más allá de eso no está nada claro que pertenecer a la profesión médica sirva de ayuda cuando estás enfermo. En mi caso, resultó casi desastroso.

Charlamos un rato. Me contó que gracias a la crisis del covid le estaba yendo bastante bien: en el hospital del Sistema Nacional de Salud entendían que los cálculos renales eran importantes y que los pacientes seguían necesitando tratamiento urgente para esa clase de afección durante el confinamiento, lo que no ocurría con otras especialidades. Me pidió que le hablara de mis síntomas; mientras lo hacía, caí en la cuenta de que intentaba restarles importancia, o al menos de no mostrarme tan preocupado como estaba.

—Tengo que examinarte —me dijo como pidiendo disculpas.

Siempre había temido tener que hacerme un examen rectal, pero no fue para tanto.

—Tienes la próstata un poco firme —señaló mientras yo me subía los pantalones.

—No quiero hacerme un PSA —dije.

La prueba del PSA (siglas en inglés de «antígeno prostático específico») preocupa profundamente a muchos hombres al envejecer: mide una proteína de la sangre segregada específicamente por la glándula prostática. La próstata de la mayoría de los hombres se agranda a lo largo de la vida, y en uno de cada siete se vuelve cancerosa. En esos casos, el PSA sube (aunque el cáncer no es la única causa de un PSA elevado, y un nivel ligeramente alto en un hombre mayor puede ser perfectamente normal). El caso es que, para muchos hombres, el cáncer de próstata es relativamente inofensivo. Terminan muriendo con él, pero no de él, de ahí que resulte difícil decidir si hay que tratarlo o no en cada caso, puesto que no hay tratamiento exento de riesgos. La glándula cancerosa puede extirparse completamente mediante cirugía siempre que el cáncer no se haya extendido más allá, pero la operación conlleva el riesgo de impotencia e incontinencia, y a veces es difícil determinar si ese riesgo está justificado. Ahora bien, si el cáncer se ha extendido más allá de la cápsula de la glándula prostática, probablemente el paciente muera, aunque probablemente después de varios años.

Ken consiguió persuadirme de que me hiciera una prueba de PSA. No pude negarme, teniendo en cuenta que había acudido a él en busca de consejo.

—Si tengo cáncer, no quiero ningún tratamiento —le dije— a menos que avance.

—Entiendo lo que dices, pero no está bien esconder la cabeza bajo el ala —repuso.

Esas palabras me hicieron pensar en los largos años que había cerrado los ojos ante mis síntomas. Me había dejado guiar por el miedo y había postergado absurdamente la necesaria prueba de PSA. Quizá fuera demasiado tarde.

—¿Sabes? —dije cuando estaba a punto de marcharme—. Cuando aún ejercía, si bien me encantaba atender a los pacientes, lo que quería en realidad era operar todo el tiempo; eso era lo más importante. Pero ahora no lo echo de menos en absoluto y no sé por qué. ¿Te gusta la miel?

Me respondió que sí, que tomaba miel cada mañana con el desayuno, así que saqué un pequeño frasco de miel de abeja producido en mi jardín y se lo di.

Había tenido síntomas prostáticos intermitentes durante casi veinticinco años. Seguramente al principio se debían a una afección común llamada «prostatitis crónica». Como me avergonzaban un poco, no busqué ayuda profesional; además, como médico tenía la firme convicción de que las enfermedades las padecían los pacientes, no los doctores como yo. Cuando uno se hace estudiante de Medicina entra en un mundo nuevo, un mundo de enfermedad y muerte, aprende sobre todo tipo de dolencias aterradoras y se entera de que, por lo general, empiezan con síntomas triviales. Muchos estudiantes, al menor dolor o molestia, se convencen de que les espera una muerte dolorosa e inminente. Lo cierto es que, si quieren sobrevivir, deben creer que las enfermedades sólo les suceden a los pacientes, no a ellos. Algunos médicos siguen siendo unos hipocondriacos incorregibles durante toda su carrera, pero la mayoría levantamos una muralla de protección que nos separa de los pacientes y esa muralla se va haciendo cada vez más sólida, con consecuencias ocasionalmente nefastas. Por lo general, los médicos no se enteran de que tienen cáncer hasta que éste está muy avanzado, puesto que descartan y racionalizan los síntomas durante demasiado tiempo. Yo tenía muy presente este fenómeno, pero eso no impidió que acabara siendo su víctima. La mayoría de los hombres de edad avanzada sufren de síndrome prostático, una expresión médica con la que nos referimos a micciones frecuentes y urgentes y un chorro débil. En la Facultad de Medicina se aprende un proceso denominado «algoritmo diagnóstico», útil para sospechar o descartar la presencia de una enfermedad determinada. Normalmente se asocia a un dispositivo nemotécnico como puede ser un acróstico. MIDNIT, por ejemplo, permite recordar cinco patologías que deben ser tenidas en cuenta de manera sistemática para llegar a un diagnóstico: metabólica, inflamación, degenerativa, neoplasia, infección y traumatismo. Una neoplasia puede ser benigna o maligna —un cáncer, en resumen—, y la inflamación de la próstata y el cáncer suelen confundirse en sus etapas iniciales. En teoría, yo sabía todo esto, pero durante demasiados años había optado por esconder la cabeza bajo el ala simplemente porque era un médico —si bien jubilado— y las enfermedades sólo les sucedían a los pacientes, no a mí.

De modo que cuando una sencilla prueba reveló que tenía un PSA de 127, en realidad no podía creerlo. Sólo el cuatro por ciento de los hombres con cáncer de próstata presentan un PSA de más de 100; en la mayoría de los casos de cáncer queda muy por debajo de 20. Una frenética búsqueda en Google, azuzada por el pánico, me indicó que la mayoría de los hombres con un PSA por encima de 100 mueren en pocos años.

Me derivaron a un famoso hospital oncológico del Sistema Nacional de Salud, el Royal Marsden, en el centro de Londres. Estaba a unos diez kilómetros de mi casa y, como había leído que ir en bicicleta puede subirte el PSA por la presión del sillín, fui a pie. Esperaba que, después de todo, la primera lectura de PSA hubiera sido un error y no una sentencia de muerte.

Hace cuarenta años, cuando mi hijo William, de tres meses de edad, se encontraba hospitalizado con un tumor cerebral potencialmente fatal, mi primera mujer y yo estábamos tan consternados y angustiados que el mundo exterior parecía haber desaparecido o al menos haberse vuelto irreal e insustancial. Nos sentíamos como fantasmas, y yo envidiaba a las personas que veía a mi alrededor, cuyas vidas imaginaba felices y despreocupadas. En cambio, cuando con setenta años cumplidos vi mi propia vida amenazada, descubrí con sorpresa que sentía una profunda compasión por todas las personas con las que me crucé mientras me dirigía a pie hacia el hospital oncológico. No las envidiaba en lo más mínimo, más bien esperaba que tuvieran una vida tan buena como la que yo había tenido. Caminé hasta el Támesis por el sendero que corre junto al río Wandle y me topé con una joven que estaba pescando delante de una ruidosa represa.

—¿Ha habido suerte? —le pregunté.

—No —respondió—. El río está lleno de truchas marrones, pero no me gustan —añadió.

Charlamos un rato y luego continué hacia la estación de tren de Earlsfield y llegué al Támesis, donde tomé el sendero que corre paralelo al río, desde donde se ven sus aguas y los nuevos y altos edificios de apartamentos de la orilla. Seguí mi camino echando algún vistazo ocasional a mis botas nuevas y caras, que había lustrado especialmente para ese paseo de diez kilómetros. Recordé que, durante el breve período en que trabajé como residente del servicio de ginecología cuarenta años atrás, las mujeres que acudían por las mañanas a la clínica de abortos se veían desaliñadas y abatidas, mientras que todas las que acudían a la clínica de infertilidad, que abría por las tardes, se presentaban con un aspecto inmaculado. «Se demostrará que ha sido un error», me decía pensando en mi diagnóstico. Mi PSA había salido tan elevado porque había ido en bicicleta a hacerme la prueba. No hay ningún estudio sobre hombres de setenta años con prostatitis crónica que montan en bicicleta. Mientras intentaba convencerme a mí mismo con esos reconfortantes cuentos chinos, y me tranquilizaba observando mis botas perfectamente lustradas, crucé el ornamentado puente Albert y recorrí las prósperas calles de Chelsea hasta llegar al hospital.

El Marsden, al que llamábamos Mars Bar, como la chocolatina, se construyó en 1851. Fue el primer hospital del mundo dedicado al cáncer y lleva el nombre de su fundador. Dos años antes me habían invitado a pronunciar la conferencia conmemorativa anual: había sido el neurocirujano de ese hospital y en los últimos años había operado a muchos de sus pacientes, que derivaban al mío, el Saint George's de Tooting, cuando tenían cánceres en el cerebro o en la columna vertebral, de modo que era un sitio bastante familiar para mí, sin contar con que he pasado la mayor parte de mi vida adulta en hospitales.

Tenía los típicos pasillos largos y bien iluminados, pero sin ventanas, característicos de los hospitales, y varias patéticas «obras de arte» originales en las paredes, junto a una gran cantidad de letreros admonitorios. Al menos todo estaba impecable. La sala de espera de las consultas externas era menos subterránea que la de mi antiguo hospital y estaba casi vacía, y debo admitir que la del servicio de radiología, donde tuve que acudir una semana después, era bastante espectacular (aunque también tenía obras de arte originales, sosas como siempre, y los consabidos letreros). De algún modo habían logrado subir al ático unos escáneres muy pesados, y en la sala de espera había una inmensa claraboya a través de la cual se veían azoteas y una ornamentada cúpula. Cuando acudí a la primera de mis varias pruebas estaba lloviendo. La contemplación de la pizarra gris y los tejados plomizos, brillantes de lluvia bajo las nubes oscuras, convirtió la espera en una experiencia agradablemente filosófica, a pesar de los otros pobres pacientes que aguardaban conmigo, algunos de los cuales mostraban los estragos de la quimioterapia y la enfermedad.

En uno de mis viajes a Ucrania había operado en un hospital de Odessa. Se trataba de un hospital privado que había sido una fábrica de máquinas tragaperras. Unos años antes, el Parlamento ucraniano había prohibido las máquinas tragaperras y los propietarios de la fábrica se habían visto ante un dilema; al cabo de un tiempo decidieron reconvertirla en un hospital privado. Aquél debía de ser el hospital con menos ventanas que había visto en mi vida, y seguía teniendo aspecto de fábrica, aunque limpia y blanca. No había ventanas ni siquiera en las habitaciones de los pacientes, pero en uno de los sótanos habían cubierto una pared entera con una fotografía retroiluminada del sol asomando entre unos árboles. La imagen transformaba por completo aquella sala triste y me inspiró a colocar una fotografía similar en la pared de la sala de espera de los pacientes externos de mi hospital, que tampoco tenía ventanas. Pude hacerlo, una vez conseguí la aprobación de la dirección del hospital, valiéndome de las donaciones que habían hecho los pacientes a lo largo de los años. La imagen era del fotógrafo de paisajes Charlie Waite, cuyas obras ya había colgado de las paredes del Departamento de Neurocirugía algunos años antes. Esa foto retroiluminada reemplazó a dos sombríos lienzos abstractos, imitaciones del artista suicida Mark Rothko, que con sus tonos morados y escarlata oscuro seguramente reforzaban los sentimientos de impotencia y angustia que la mayoría experimentamos cuando estamos sentados en las salas de espera de los hospitales. Una investigación llevada a cabo por Roger Ulrich —fundador y decano de los estudios del impacto del ambiente hospitalario en los pacientes— en Estados Unidos reveló que lo que queremos ver cuando estamos enfermos e inquietos en un hospital son imágenes de paisajes, idealmente con agua y senderos que se alejan bajo el sol, o caras sonrientes.

Mi anterior intento de mejorar el aspecto del hospital me había causado algunos problemas, puesto que en esa ocasión no había pedido permiso. Un fin de semana cualquiera había entrado en el hospital armado con un martillo y clavos y había colgado muchas fotografías de paisajes de Charlie Waite. El establecimiento se había construido bajo el programa de financiación privada (PFI) y estaba en manos de una empresa muy rentable que le alquilaba el edificio al Sistema Nacional de Salud. Se suponía que el programa PFI era una forma más económica y eficiente de construir hospitales y escuelas que mediante la financiación estatal directa, pero, como muchos habían advertido en su momento, terminó siendo precisamente lo contrario: el PFI fue un timo, poco menos que un fraude, por el que nadie rindió cuentas. Por suerte, yo tenía una buena relación con el gerente del edificio y había tratado a su hijo, de modo que me perdonaron. Las fotos siguen en su lugar a día de hoy, aunque me dijeron que debería haber esterilizado la zona de la pared donde iba a colocarlos antes de hacerlo. No tengo la menor idea de si mi modesta contribución a los pasillos del hospital supuso algún cambio o mejoría; ni siquiera sé si alguien lo notó, pero a mí me gusta ver los paisajes cada vez que entro.

• • •

Buena parte de lo que caracteriza los hospitales —el reglamento, los uniformes, los omnipresentes letreros— tiene por objeto enfatizar la brecha entre el personal y los pacientes, así como ayudar al personal a dominar su empatía natural; no tiene nada que ver con atender mejor a los pacientes. Los hospitales siempre me recuerdan a las cárceles. Son sitios donde te quitan la ropa, te dan un número y te meten en un espacio pequeño y cerrado. Debes obedecer las órdenes. Y luego te someten a un examen rectal... bueno, no siempre. Como me cuenta mi esposa Kate, que es antropóloga —y ha estado en hospitales con más frecuencia de lo que le habría gustado—, los pacientes a menudo se preguntan unos a otros exactamente lo mismo que los presos: «¿Y tú por qué estás aquí?»

Hasta que conocí a Kate no entendía realmente los hospitales. Como antropóloga, ella percibía con mucha claridad cosas que yo, para mi vergüenza, no había notado. Me hizo ver que lo que menos se consigue en esos lugares es paz, reposo o tranquilidad, y que ser un paciente es una experiencia esencialmente incapacitante y humillante. La época en que la conocí coincidió con el cierre del antiguo hospital Atkinson Morley de Wimbledon, que databa del siglo XIX y donde yo había trabajado muchos años. Mi departamento se trasladó a un edificio nuevo dentro de un enorme hospital universitario, la diferencia era abrumadora.

La palabra «hospital» deriva del término latino *hospes*, que significa «huésped». En Inglaterra, a principios de la Edad Media, los *spitals* (deformación inglesa de la voz latina *hospitalis*) consistían en albergues caritativos —lugares de hospitalidad— destinados a viajeros, enfermos y pobres. Como por lo general estaban en monasterios, la celebración de la santa misa era igual de importante, si no más, que los escasos tratamientos médicos disponibles. El primer hospital propiamente dicho lo construyó el arquitecto Filarete, en Milán, a finales del siglo xv. Tenía el mismo diseño cruciforme que las iglesias, de modo que los pacientes podían ver desde sus camas los servicios religiosos que se celebraban en el crucero, bajo el cual había una cripta donde los enterraban al morir hasta que el olor se volvió intolerable y hubo que construir un cementerio aparte. Los primeros hospitales seguramente estaban llenos de olores nauseabundos, a pesar de la preponderante teoría miasmática de la enfermedad —que se remonta a los tiempos de Hipócrates—, según la cual las infecciones se expandían por medio de las emanaciones fétidas más que por el contacto físico. (Era correcta en el sentido de que las infecciones respiratorias, como el covid, sí pueden transmitirse por el aire, pero no huelen; por lo demás, la mayoría de las infecciones se transmiten por contagio, es decir, por contacto.)

No fue hasta el siglo xix cuando los hospitales empezaron a adoptar su diseño característico gracias a Florence Nightingale. Nightingale era una firme defensora de la teoría miasmática y ejerció una importante y benéfica influencia en el diseño de hospitales en Gran Bretaña, aunque por las razones equivocadas. El hospital Atkinson Morley (conocido como amh) se encontraba en un edificio construido según los parámetros de Nightingale, con techos altos y grandes ventanales que enfatizaban la necesidad de aire fresco y luz. Se construyó antes de que los hospitales se convirtiesen en máquinas de curar, y en una época en que Wimbledon todavía estaba rodeado de prados y jardines. El hospital contaba con sus propios establos, así como un servicio de lavandería y viviendas para el personal. Esta situación fue empeorando poco a poco y parte del terreno se vendió para urbanizar, pero cuando yo trabajé allí aún había prados y árboles, algunos de ellos imponentes robles y cedros del Líbano. Sólo tenía tres plantas y trabajaban allí menos de doscientas personas, estaba construido en una escala humana. Yo conocía a todo el personal; no sólo a los otros médicos, sino también a las enfermeras, los fisioterapeutas, los conserjes y los encargados de la limpieza. Creo que todos, en cualquier nivel, compartíamos un verdadero sentimiento de pertenencia y asumíamos una responsabilidad personal por lo que les sucedía a nuestros pacientes. Ese hospital era famoso por su eficiencia; yo efectuaba tres o cuatro operaciones importantes por día, algo inimaginable en la actualidad.

Somos animales tribales: nos sentimos más felices en grupos relativamente pequeños. Cuando entraba en el antiguo hospital —que estaba un poco ruinoso, la verdad—, conocía a todas las personas con las que me cruzaba en los pasillos, me sentía en casa. Cuando entraba en el nuevo edificio, en cambio, casi no reconocía a nadie. No había ningún sentimiento de pertenencia; todos pasaban deprisa, tratando de llegar a sus pequeños oasis privados. Hice lo que pude para recrear algunas de las características del antiguo hospital en el nuevo: hice poner una alfombra afgana, sillones y una cama en la sala de admisiones del servicio de urgencias, pero poco después la dirección informó de que esos muebles podían favorecer un incendio, así que los reemplazó por duros muebles de oficina y quitó la cama. (De hecho, los sillones tenían una etiqueta donde se indicaba que eran ignífugos, pero no sirvió de nada.) La alfombra afgana —que era bastante buena— desapareció. El antiguo hospital dio paso a una urbanización cerrada de casas y apartamentos de lujo para ejecutivos.

El nuevo edificio se construyó con amplias terrazas en el exterior de los distintos pabellones, pero, como todos sabemos, lo primero que se le ocurre a un enfermo cuando está en un hospital y ve una terraza es tirarse al vacío, por lo que no permitían que nadie saliera. Después de años de discutir con la dirección y de recaudar junto con mis colegas grandes sumas de dinero producto de donaciones, fue posible reconvertir las terrazas de los dos pabellones de neurocirugía de manera que previnieran los suicidios y fueran un jardín terapéutico al que los pacientes pudieran acceder directamente desde la cama. Ahora los ingresados gozan de una suerte de breve aplazamiento de su condena y pueden mitigar su encierro contemplando el cielo y el verde de las plantas. Hay unos elegantes cipreses mediterráneos —que ya alcanzan cinco metros de altura— plantados en grandes cubas, y enredaderas que trepan por las paredes de ladrillos del hospital. Entre las numerosas macetas hay bastantes sillas, sofás e incluso tumbonas desde donde pueden verse los tejados de pizarra de Tooting, una vista mucho más hermosa de lo que cabría esperar. Es cierto que hoy en día numerosos hospitales disponen de jardines curativos, pero casi siempre están muy lejos de las salas. A la mayoría de los pacientes no les apetece caminar por largos pasillos arrastrando bolsas de orina y goteros móviles, de modo que con demasiada frecuencia ese efecto terapéutico se desaprovecha. Es probable que, al crear aquel jardín en el pabellón de neurocirugía, yo haya proporcionado alivio y felicidad a más personas que con cualquier otra cosa que haya hecho. En la actualidad está a cargo de una organización benéfica dirigida por la familia de un paciente fallecido, y existen proyectos de convertir todas las otras terrazas de ese deprimente edificio en jardines. Costará mucho dinero, pero será maravilloso. Aquellos que se acerquen al hospital serán recibidos por una muralla verde y llena de vida.

Es difícil demostrar de una manera rigurosa y científica que estamos programados por la evolución para sentirnos más felices cuando nos vemos rodeados de cosas verdes y vivas. Un amigo mío que se crió en Nueva York, por ejemplo, no tiene interés alguno en las flores ni los árboles ni los paisajes. Pero a mí me gustaría creer que el amor por la naturaleza es algo innato en la mayoría. Entonces ¿por qué los hospitales suelen ser tan horribles? ¿Por qué sólo cuando agonizamos en esas residencias para enfermos desahuciados se permite que entren jardines, flores y árboles en nuestra vida, justo cuando la estamos abandonando?

Llevo muchos años haciéndome esa pregunta y sé que no tiene una respuesta sencilla. Lo único cierto es que resulta muy difícil introducir mejoras ambientales una vez que un hospital —o un edificio cualquiera, para el caso— se ha construido; en especial cuando, como ocurre con frecuencia, se erige en un espacio urbano reducido. Es necesario planificar esas mejoras desde el principio, lo que raras veces sucede. En arquitectura hay una máxima que dice que el secreto de un edificio exitoso es un cliente informado. Es fácil culpar a los arquitectos cuando un edificio está mal construido, pero en última instancia quienes determinan la calidad del edificio son las personas que lo encargan. Pero ¿quién es el cliente en la construcción de un hospital? ¿Los pacientes? ¿La dirección? ¿El personal sanitario? ¿El Gobierno? Siempre me ha llamado la atención que muchos directores de hospital y médicos no muestren interés en un buen diseño y le resten importancia: ven los hospitales casi como si fueran máquinas, y, sin embargo, al menos el setenta y cinco por ciento del coste de un edificio durante su vida útil es el del personal que trabaja en él. Si se construye un buen edificio, los empleados trabajarán de forma más eficiente y perderán menos tiempo en sus puestos, lo que, a largo plazo, representará un ahorro de dinero, sin contar con que los pacientes probablemente se recuperarán más rápido. Por desgracia, este tipo de pensamiento a largo plazo ha estado ausente del Sistema Nacional de Salud. Aparte de eso, y pese a los letreros en las paredes que afirman que se trata a los pacientes con dignidad y respeto, en realidad se los sigue viendo como una clase marginada, y se sigue considerando que intentar mejorar la calidad del ambiente hospitalario es tirar el dinero. Por descontado, si fuera cierto que se trata a los pacientes con dignidad y respeto esos letreros no serían necesarios.

De vuelta en el Marsden, en cuanto una adusta recepcionista registró mi ingreso me senté junto a un expositor de folletos que explicaban cómo es vivir con una amplia variedad de cánceres: de próstata, de colon, de mama, de páncreas. En las portadas había fotos de personas de edad avanzada y aspecto saludable que sonreían como si estuvieran locos. Me pregunté si serían modelos o verdaderos pacientes. Por fin apareció una enfermera y me pesaron y midieron. Descubrí que medía unos cinco centímetros menos que cuando era joven y, para mi profunda irritación, comprobé que la balanza de mi baño me había quitado cinco kilos con el objeto de halagarme. A continuación me dijeron que tenía que volver a utilizar un dispositivo para medir el flujo de orina. Me hicieron pasar a una salita lateral y me entregaron muchos vasos de plástico llenos de agua que bebí obedientemente antes de que me llevaran como a un niño a unos servicios especialmente equipados.

111

Salí unos minutos más tarde sosteniendo el informe impreso que medía objetivamente mi dificultad para orinar. La enfermera lo examinó brevemente con una mirada de desaprobación y tuve la clara impresión de que pensaba que no me había esforzado lo suficiente. Me sentía como si estuviera entrando en mi segunda infancia y fueran a enseñarme de nuevo a usar el orinal.

Seguí a la enfermera que me había mirado con malos ojos hasta la salita lateral. Tenía una larga y abundante cabellera oscura que le llegaba hasta el talle.

—Tiene un pelo muy bonito —le dije.

—Me lo estoy dejando crecer para donarlo y que hagan pelucas para las mujeres en quimioterapia.

Nadie me había dado ninguna explicación sobre lo que estaba sucediendo; finalmente, antes de salir de la sala, la enfermera me informó de que el doctor me vería pronto.

Después de un rato, llegó el oncólogo.

—Primero, déjame decirte que lamento mucho que nos conozcamos en estas circunstancias —dijo.

Supongo que era un comentario bienintencionado, pero a mí me pareció inconveniente para nuestra relación y me llenó de aprensión. Me habló durante algunos minutos y me aseguró que aceleraría las diversas pruebas que se necesitaban para averiguar si mi cáncer estaba muy extendido o no.

—¿Qué probabilidad hay de que lo esté, teniendo en cuenta mi PSA? —pregunté.

—Un setenta por ciento —respondió apartando la mirada.

Esperanzado, le pregunté por el efecto de ir en bicicleta en el PSA.

—Tendrías que recorrer doscientos kilómetros por una carretera muy accidentada para elevarlo más o menos un punto —dijo.

Me estaba costando mucho ser médico y paciente ansioso al mismo tiempo, y me angustiaba preguntarle por mi futuro; por un lado, no era reacio a recibir malas noticias, pero al mismo tiempo quería albergar alguna esperanza.

—Por favor, háblame como un médico —le pedí—. Cuando ejercía estaba acostumbrado a anunciar a mis pacientes que tenían cáncer y a intentar animarlos al mismo tiempo.

—Aquí hacemos las cosas de un modo distinto —fue su críptica respuesta.

Más tarde me di cuenta de que le había dado mensajes contradictorios: quería que me dijera la verdad y al mismo tiempo que me diera esperanzas.

Él se había sentado en el borde de una silla, como si estuviera a punto de marcharse en cualquier momento, e iba tomando notas en una hoja de papel que se había puesto en el regazo. Yo me sentía incómodo y cohibido. Inevitablemente, le espeté la pregunta que todo el mundo les hace a los oncólogos la primera vez que se encuentra con ellos: «¿Cuánto tiempo me queda?». O, en realidad, una versión de esa pregunta en términos médicos; le pregunté qué probabilidades tenía de estar vivo en cinco años con un PSA de 130 como único indicador. De hecho, ya conocía la respuesta: un treinta por ciento, pero no fue eso lo que me contestó.

—No tendrás que redactar tu testamento hasta dentro de cinco años —fue la respuesta.

La realidad, por supuesto, es que él no podía tener la menor idea de lo que iba a pasarme. Yo lo sabía, pero de todas maneras albergaba la esperanza pueril de que me respondiera que todo iría bien. Podría haber mencionado el porcentaje de supervivencia de los pacientes en mi caso, pero parecía reacio a hacerlo. Los pacientes quieren certezas, pero los médicos sólo pueden trabajar con incertidumbres.

—Hablemos un poco de ti —dijo.

Le expliqué que me parecía importante estar en forma y que escribía.

—Si escribes un libro al año, podrás escribir cinco más —dijo con una carcajada.

Tal vez intentaba tranquilizarme, pero a mí me pareció que subestimaba las dificultades de la escritura.

—Leí en algún sitio que la terapia hormonal puede tener efectos cognitivos —aventuré.

—Tal vez te vuelva un poco menos agudo —respondió, pero no entró en detalles.

Quizá me explicara más cosas sobre los posibles efectos secundarios del tratamiento, pero, si lo hizo, yo estaba demasiado ansioso como para asimilarlos. Como médico, siempre he sabido que los pacientes sólo oyen una pequeña parte de lo que se les dice, especialmente en la primera visita.

Mencionó algo respecto de que en algún momento me presentaría al «equipo» y luego se marchó.

Los porcentajes suponen un problema para los pacientes. Algunos oncólogos con los que trabajé a lo largo de los años me dijeron que jamás los mencionaban. El problema radica, por supuesto, en que el enfermo quiere saber qué le pasará como individuo específico, y el médico sólo puede responder refiriéndose a lo que les podría pasar a cientos de personas con el mismo diagnóstico. Después de un número determinado de años, cierto porcentaje de esos pacientes seguirán vivos, mientras que el resto habrá muerto, y no hay forma de saber en cuál de esos grupos terminará un individuo en particular. El médico nunca sabe cuánto tiempo vivirás salvo cuando estás muy cerca del final.

Cuando me puse a reflexionar sobre mis años como cirujano, durante los cuales tuve que enfrentarme a cánceres con mucha frecuencia, me di cuenta de que yo tampoco acostumbraba a hablar en términos de porcentajes. Los gliomas malignos —tumores cerebrales primarios— tienen una mortalidad de al menos el cincuenta por ciento el primer año, y sólo alrededor del cinco por ciento de los enfermos continúan vivos a los cinco años, aunque se los trate con cirugía y radioterapia.

A los pacientes con esos tumores les decía que si eran «excepcionalmente desafortunados» podían morir en seis meses, mientras que si eran «excepcionalmente afortunados» vivirían varios años más. Les explicaba que el tumor oscilaba entre esos dos extremos y que había tratamientos posibles, sin reconocer que éstos por lo general servían para muy poco.

En ese momento pensaba que era una buena forma de atacar el problema y encontrar un equilibrio entre la esperanza y el realismo. En la época de internet y Google no estoy seguro de que siga siendo así.

Dos meses antes de mi diagnóstico de cáncer, a un buen amigo mío llamado Phil Rogers, un alfarero maravilloso, le diagnosticaron un glioma maligno. En el transcurso de apenas unos días había empezado a padecer episodios de confusión, y su esposa, Ha Jeong, también una extraordinaria alfarera, me llamó desesperada porque no había conseguido que en el hospital de la zona se lo tomaran en serio. La situación era todavía más difícil debido al covid y al hecho de que mi amigo no tenía conciencia de sus problemas, lo que suele ocurrir con los tumores que afectan a los lóbulos frontales del cerebro. Le expliqué lo que debía contarle a su médico de cabecera y así consiguió que le hicieran un escáner. Para mi consternación, la prueba reveló que tenía uno de los tumores cerebrales más letales, conocido con el nombre aparentemente benigno de «glioma en alas de mariposa» porque, en las imágenes, recuerda a un lepidóptero. Estos tumores se inician en el cuerpo calloso —los millones de fibras nerviosas que conectan los dos hemisferios cerebrales— y se extienden rápidamente a ambos lados del cerebro. Causan confusión y demencia progresivas en cuestión de semanas. Todos los pacientes afectados por esa clase de tumores mueren en unos pocos meses y los tratamientos no sirven para nada. Si se les administran altas dosis de corticosteroides los síntomas pueden revertir temporalmente, pero sólo durante unas semanas.

Yo siempre había estado firmemente convencido de que no querría ningún tratamiento si tuviera un tumor cerebral de ese tipo. Corticosteroides durante unas semanas, sí, pero nada de biopsia quirúrgica ni de radioterapia. Y, sin embargo, ése es el tratamiento habitual, aunque no conozco a ningún neurocirujano que crea que sirve de algo. No tuve más remedio que hablar con Phil y Ha Jeong: les dije que aceptaran el consejo que recibieran de mis colegas. Como era inevitable, les sugirieron la biopsia y la radioterapia. Debido a que vivían en una zona remota en el centro de Gales, eso implicaba numerosos y largos desplazamientos, y, como yo mismo descubriría poco después, el trayecto hasta el hospital para someterse a un tratamiento, incluso cuando no supone más que una hora de bicicleta, es muchas veces peor que el tratamiento en sí. Pero aun sabiendo que éste era una pérdida del poco tiempo que le quedaba a Phil, me sentía incapaz de decirle que no había nada que hacer, de privarlos a él y a su esposa de toda esperanza, aunque fuera fugaz. Les expliqué que el tumor era fatal, que las próximas semanas serían las mejores que le quedaban y que debería aprovecharlas al máximo, pero agregué que, si tenía suerte, podía seguir sintiéndose bien durante muchos meses.

Él lo aceptó todo con una ecuanimidad notable. «Es lo que hay», dijo. Era difícil saber si se debía a su estoicismo o a la lesión en la parte frontal del cerebro. Era un alfarero de talla mundial, continuador de la tradición Leach-Hamada: hay piezas suyas en museos de todo el mundo. Hacía unos jarrones y unos cuencos muy hermosos, y el antiguo granero donde guardaba las piezas terminadas parecía la cueva de Aladino. Cada vez que iba a visitarlo, exploraba su cueva y encontraba cosas maravillosas; con los años, le compré muchos cuencos. Poco después de enfermarse encendió su horno de leña. Los resultados de esa clase de cocción son, con frecuencia, imprevisibles; el horno tiene que mantenerse encendido cuarenta y ocho horas y es difícil controlar la temperatura. Cuando, unos días después, el horno se ha enfriado y se abre, siempre hay una gran emoción y expectación antes de saber qué tal han ido las cosas.

Phil abrió el horno pocos días después de que yo hablara con él.

—Salió todo perfecto, como nunca —me explicó—. Es irónico que probablemente sean mis últimas piezas, pero serán un buen colchón económico para mi esposa.

En efecto, el resultado era impresionante. Tras la muerte de Phil, Ha Jeong guardó en el granero todas las piezas producidas en esa última hornada y, una vez que se redujeron las restricciones del confinamiento por el covid, organizó una gran fiesta para celebrar la vida de Phil. Por desgracia, apenas unos días después unos ladrones que debían de haberse enterado de su muerte entraron en el granero y robaron las piezas más valiosas. Ha Jeong no había tenido tiempo de fotografiarlas ni catalogarlas, de modo que no tenía manera de saber exactamente lo que habían robado y, por lo tanto, la policía no pudo hacer nada. Más tarde, Ha Jeong me dio un pequeño jarrón de esa hornada. Es una pieza hermosa, con un vidriado gris veteado (Phil era especialmente talentoso para los vidriados). Está delante de mí mientras escribo. La miro y me gusta pensar en sus manos dándole forma mientras la hacían girar en su rueda de alfarero.

Ahora, cuando pienso en cómo la incertidumbre sobre mi futuro y la proximidad de la muerte me atormentaban, cómo daba bandazos entre la esperanza y la desesperación, me asombra lo poco que reflexionaba sobre el efecto que mis palabras producían en mis pacientes. Aun así, me preocupaba que, si mi tono de voz era demasiado pesimista, los pobres enfermos se pasarían el poco tiempo que les quedaba sintiéndose profundamente deprimidos, limitándose a esperar la llegada de la muerte, de modo que trataba de encontrar un equilibrio entre decirles la verdad y no quitarles las esperanzas. Cuando un paciente moría, sólo ocasionalmente recibía noticias de la familia, así que tenía pocas posibilidades de saber si el modo en que les había hablado había sido el adecuado. En todo caso, como yo mismo estaba averiguando, albergar falsas esperanzas —o, lo que es lo mismo, negarse a aceptar la realidad— es mejor que no tener ninguna. Para el médico, sin embargo, siempre es difícil saber cómo equilibrar las esperanzas con la verdad cuando se dirige a personas con enfermedades como la mía.

Debía de haber entendido mal al oncólogo cuando dijo que me presentaría al equipo, porque la enfermera volvió para informarme de que podía marcharme. Se lo comenté, me dirigió una mirada dubitativa y regresó de mala gana a la habitación contigua. A través de la puerta abierta alcancé a ver al médico sentado ante un ordenador, riéndose y hablando con un par de colegas. La enfermera regresó.

—Puede irse —fue lo único que dijo.

«Ah, he cruzado al otro lado: me he convertido en un paciente más, en otro anciano con cáncer de próstata», pensé, y entendí que no tenía ningún derecho de reclamar que me merecía otra cosa.

10

Los libros de texto nos dicen que, cuando nos enfrentamos a un diagnóstico potencialmente terminal, atravesamos una serie de etapas. Pasamos por una fase de incredulidad seguida por otra en que fluctuamos enloquecidamente entre el terror y la negación; nos aferramos a un clavo ardiendo, y luego viene la negociación, la ira, la desesperación y, en el mejor de los casos, terminamos aceptándolo. Probablemente se trate de una simplificación, ya que cada persona es un mundo, pero yo pasé por un intenso período en que me culpaba por haber postergado el diagnóstico hasta que fue demasiado tarde. Bañado en lágrimas, me maldecía y le pedía disculpas a Kate una y otra vez por mi absoluta estupidez. Lo único que no hice fue preguntarme: «¿Por qué yo?» Como médico, sabía que la respuesta era muy sencilla: «¿Por qué no?»

Recuerdo estar tumbado en la cama en plena noche, anhelando morir, queriendo que todo acabara de una vez y simultáneamente reconociendo que eso era absurdo: quería morirme porque tenía miedo de morir. Y después de una o dos horas en ese estado me quedaba profundamente dormido, como si compadecerme me hubiese dejado agotado.

No obstante, ese doloroso proceso también trajo consigo algunas revelaciones positivas. Entendí que, a la edad de setenta años, en cierto sentido tenía una vida plena. Podía contemplarla y sentir que había sido exitosa. No me quedaba nada por hacer. Mis tres hijos ya se acercaban a la mediana edad, estaban bien situados y eran independientes. Tenía tres nietas a las que adoraba y, de todas formas, para mi gran pesar, por mucho que viviera, jamás sería el tiempo suficiente para verlas llegar a la edad adulta. En definitiva, había cumplido mi propósito biológico y a la evolución le interesaba poco o nada cuánto tiempo de vida me quedara.

Ciertamente, he sido extraordinariamente afortunado por haber nacido en este lugar y en esta época, y haber tenido los padres y la educación que he tenido. Somos el producto de nuestros genes, de nuestra cultura y del entorno en el que pasamos nuestros primeros años. El éxito tiene más que ver con la suerte que con el esfuerzo (aunque es necesario esforzarse) y pocas veces es merecido, puesto que tener la capacidad de esforzarse ya es en sí una cuestión de suerte, así como vivir en una sociedad que recompensa un determinado tipo de esfuerzo. He tenido éxito en mi profesión, he viajado por todo el mundo, he contemplado montañas, desiertos y selvas, he visitado muchas ciudades famosas y tengo amigos en muchos países. No tengo ganas de volver a viajar. Dudo que las generaciones futuras —incluyendo a mis nietas— dispongan de muchas de las oportunidades que yo he tenido. He cometido una buena cantidad de errores y en ocasiones el entusiasmo y la ambición me han llevado a pasar por encima de otras personas. He perdido demasiado tiempo y energía por culpa de mi empeño de hacerlo todo yo, y cuando llueve hay demasiadas goteras en los techos que he construido, pero tengo una familia cariñosa y muy buenos amigos. La única razón importante para vivir más tiempo es por el bien de mi esposa Kate, por mi familia y amigos. Después de todo, somos criaturas sociales, absoluta y completamente. Con frecuencia pienso que la verdadera felicidad consiste en hacer felices a los demás.

También me doy cuenta de que la felicidad futura aún no ha tenido lugar y que es inútil preocuparme por la idea de que, si me muero, me la perderé, así como contrariarme por el hecho de que otras personas puedan seguir disfrutando después de mi muerte. He tenido mi tiempo bajo el sol; ahora es el turno de la siguiente generación, aunque, con el calentamiento global, la luz solar ya no será tan benigna.

Es muy distinto morir joven. Uno de los primeros pacientes que tuve cuando era un residente era un irlandés de unos veinte años, Daniel, que estaba muriéndose de un cáncer de intestino localmente invasivo; sufría una «pelvis congelada». El cáncer se había diseminado y se le había infiltrado en la vejiga y en el intestino grueso incapacitándolos. Nos encontrábamos en la décima planta del Royal Free Hospital, con una bonita vista del centro de Londres desde Hampstead Hill.

—Mire a todas esas personas andando por la calle —me dijo con la voz quebrada de angustia y desesperación—. ¿Por qué ellos pueden seguir viviendo y yo me tengo que morir?

Nadie me había dado un consejo o una instrucción sobre cómo debía hablar con los pacientes moribundos. Era médico desde hacía apenas unas semanas. Recuerdo con mucha claridad la impotencia que sentía. No sé lo que respondí. Cuando pasó el médico de guardia, las cortinas que rodeaban la cama de Daniel se mantuvieron cerradas. Le murmuré algo al profesor en relación con la pelvis congelada, él asintió con un gesto de complicidad y luego apresuramos el paso, aunque seguramente Daniel nos había oído a través de las cortinas. Podemos ser muy crueles sin darnos cuenta. Daniel murió unos pocos días más tarde.

Cuando me haya muerto se me echará de menos, pero yo no echaré de menos nada. «Cuando yazca en mi lecho de muerte —me dije con severidad—, no quiero recordar el momento presente, en el que todavía me encuentro relativamente bien, y sentir que lo desperdicié porque me dejé abatir por la idea de que, tarde o temprano, estaría yaciendo en mi lecho de muerte. Tengo una obligación hacia mi futuro yo de aprovechar al máximo la vida en este momento, tanto por mí como por los demás.» Aun así, me costaba mucho. Ola tras ola de desesperación y angustia me zarandeaban y me hacían zozobrar, y, aunque siempre conseguía enderezarme y volver a la superficie, enseguida llegaba una nueva ola. Pero cuando empezaba a hundirme demasiado en la autocompasión, me preguntaba qué opinión me merecería alguien que estuviera en mi situación y se pasara el tiempo albergando esos sentimientos. La respuesta era siempre la misma: no muy buena. Me resultaba sorprendentemente difícil salir de mí mismo y mirarme desde fuera; sin embargo, lo conseguía casi siempre, y eso me ayudaba.

Uno de los peores aspectos de ser un paciente es tener que esperar: esperar en grises salas de espera para pacientes externos, esperar las citas, esperar los resultados de las analíticas y las pruebas. Cuando los médicos se enfrentan a un montón de informes y resultados de análisis (a estas alturas, en su mayoría *online*), es difícil tener presente que detrás de cada resultado hay un paciente ansioso. Después de la exitosa operación de un tumor cerebral que le practicaron a mi hijo con apenas tres meses de edad, tuvo que hacerse escáneres de seguimiento durante los diez años siguientes. Su madre y yo conocimos entonces la angustia de tener que esperar los resultados, una angustia que pocos médicos comprenden hasta que ellos mismos o algún miembro de su familia caen enfermos. En mi caso, la vida que me quede se verá interrumpida cada tantos meses por los resultados de PSA que indicarán si el tumor ha vuelto a crecer; es decir, si he desarrollado un «cáncer de próstata resistente a la castración», momento en el cual se iniciará la quimioterapia y el final de la partida. Ojalá no tenga que esperar demasiado tiempo los resultados.

También me decía que morirme de cáncer de próstata en unos años no sería tan malo porque implicaría no vivir el tiempo suficiente para desarrollar demencia y caer en la decrepitud, algo que temo tanto como la muerte. Mi cáncer será una vacuna contra el alzhéimer. Pienso en mi padre, que murió completamente demente, convertido en una triste cáscara vacía; por desgracia, recordamos a las personas como eran al final de su vida, en vez de cuando aún eran ellos mismos.

Pasé ese período principalmente en Londres, ya fuera en mi taller, construyendo la nueva casa de muñecas para Lizzie, o pintando postales para Iris y Rosalind: ilustraciones de los cuentos de hadas que les contaba cada noche por FaceTime, principalmente imágenes de dragones y monstruos míticos. Estaban inspiradas en los manuscritos medievales ilustrados, e incluso utilicé chapado en pan de oro de verdad, aunque lo apliqué bastante mal. Mientras trabajaba, escuchaba música clásica en la radio. El hecho de que todos esos compositores hubieran muerto me proporcionaba un consuelo muy real; en efecto, hay un innumerable ejército de personas que han muerto antes que yo. «La muerte nos llega a todos, tarde o temprano, de una manera u otra, y es parte de la vida. Estaré en buena compañía.», me decía.

Pero todo eso no eran más que fanfarronadas, mentiras racionalistas: en realidad no quiero morirme. Puede que la evolución no tenga ningún interés en que alcancemos una edad avanzada, pero nos ha impuesto la carga de un abrumador temor a la muerte. Después de todo, para que nuestros genes sean exitosos es esencial que, cuando somos padres jóvenes, temamos la muerte y evitemos poner en riesgo nuestra vida, de modo que nuestros hijos prosperen. Pero arrastramos ese temor hasta la vejez, cuando ya no tiene ningún sentido más allá de deprimirnos cuando la medicina moderna predice nuestra muerte con meses o años de anticipación, mientras todavía nos encontramos bastante bien.

Sí, la muerte nos llega a todos, tarde o temprano, de una manera u otra, y es parte de la vida, pero mi deseo de seguir viviendo es tan abrumador e incontrovertible como el amor a primera vista.

Me pasaba el día razonando y dándole vueltas al asunto, tratando de encontrar razones por las que el PSA pudiera estar equivocado, buscando desesperadamente en internet. Todo eso se agravó por el hecho de que tardé casi dos semanas en enterarme de los resultados del escáner que revelaría si tenía metástasis o no. Para mi gran alivio, las pruebas —una gammagrafía ósea, una tomografía axial computarizada y una resonancia magnética— se habían programado en cuestión de días. Me conmovió lo atentos y amables que eran las enfermeras y los radiólogos. Lo pasé bien durante los escáneres, tumbado como un suplicante dentro de esas grandes máquinas, desnudo salvo por una bata blanca y los calzoncillos, sintiéndome puro e inocente y esperando que la alta tecnología que estaba prediciendo mi muerte también me salvara.

La presencia de metástasis probablemente significaría que me quedaba muy poco tiempo, aunque nada es seguro. Uno de mis amigos, que es profesor de Neuro-cirugía en Albania, me escribió que Mitterrand, el presidente francés, había vivido once años con un cáncer avanzado de próstata. La familia y los amigos me aseguraban que estaría bien; pero yo pensaba en aquellos pacientes míos que habían estado tan desesperados por vivir como yo, cuyas familias con toda probabilidad les habían dicho lo mismo y que a pesar de todo habían muerto.

En algunos momentos me sobrecogía el temor, mientras que en otros me mantenía a flote contándome cuentos chinos según los cuales las mediciones de PSA estaban totalmente equivocadas o mi tumor reaccionaría milagrosamente a los tratamientos. Me aferraba a esas historias con gran desesperación y encontraba un alivio breve e intenso en las falsas esperanzas. Mi ánimo oscilaba entre ambos extremos. Supongo que ese optimismo desesperado era un tipo de negación, pero hay muchas cosas positivas en la negación, puesto que puede proporcionar un alivio misericordioso, aunque efímero, al que está viviendo a la sombra de la muerte.

Kate llama «catastrofismo terapéutico» a mi manera de enfrentarme a los problemas graves: me figuro los panoramas más negros y dejo que el terror me invada. Imaginé con detalles nítidos y espeluznantes muchas formas en que podría morir. Imaginé que sufría parálisis, imaginé mi cuerpo frío y muerto en la cama —conozco bastante bien el aspecto que tienen los cadáveres—, imaginé a Kate tumbada a mi lado, llorando inconsolable, y yo mismo lloré amargamente al pensar en esa escena y en muchas otras similares. Quizá aquello era algo más que pánico y lacrimógena autocompasión, tal vez me ayudó a aceptar lo que me esperaba para así apartarlo y seguir adelante con lo que me quedaba de vida.

• • •

Esa demora de dos semanas en saber si había o no metástasis fue muy desagradable. Como la mayoría de los pacientes, no me atrevía a llamar al hospital para averiguarlo, en parte porque no quería que me consideraran un incordio, pero también porque temía que las pruebas revelaran que el cáncer había metastizado. Vivir en la ignorancia tiene su qué. Por fin, insoportablemente angustiado, le pedí ayuda a mi colega Ken, quien contactó con el oncólogo. Yo había imaginado toda clase de siniestras razones para explicarme ese silencio, pero resultó ser un ejemplo de la típica inercia burocrática del Sistema Nacional de Salud y una de las desventajas de lo que los estadounidenses llaman «medicina socializada», en la que son habituales las listas de espera para obtener resultados y tratamientos. Aunque deploro la aplicación de la economía de mercado al sistema sanitario, es cierto que, por desgracia, el afán de lucro parece motivar a los médicos y a los hospitales a responder más rápido al menos a aquellos pacientes que pueden permitirse una atención médica privada.

El oncólogo me llamó dos días después.

—Lamento haberte hecho esperar —dijo—. La gente de mi equipo no me contó que te habían hecho pruebas. Menos mal que me lo has hecho saber. Mi equipo siempre está cambiando y...

Acto seguido se lanzó a describir minuciosamente los problemas organizativos a los que tenía que enfrentarse, problemas que yo conocía de sobra por el tiempo que había pasado como médico del Sistema Nacional de Salud. Al final, tuve que interrumpirlo y preguntarle por los resultados del escáner.

Me respondió que no revelaban ninguna diseminación metastásica. Su respuesta me alivió tanto que en ese

128

instante lo perdoné en silencio por no haberse molestado en pedirlos cuando tocaba.

Cuando volví a la clínica una semana después, vi al oncólogo de nuevo, después de otra infructuosa sesión de aprendizaje mingitorio en la máquina que medía el flujo de orina y de aguantar las miradas de desaprobación de la enfermera.

El médico entró y, sin sentarse, me metió unos papeles en la mano y luego se apartó un poco.

—Son para ti —dijo sin más explicación. Cuando más tarde los miré, descubrí que eran los resultados impresos de las pruebas—. Llévale esto a tu médico de cabecera —añadió tras darme una receta—. Tenemos que bajar el psa a menos de uno antes de empezar con la radioterapia.

—¿Qué probabilidades hay de que baje? —le pregunté.

—Un noventa por ciento —respondió, y mi corazón dio un brinco de alegría—, pero en tu caso existen factores de riesgo.

—¿Mi psa elevado?

—Sí, tu psa elevado. —Me dio un vuelco el corazón.

Me dijo que necesitaba una biopsia.

—¿Es necesario? —pregunté—. ¿No tenemos ya el diagnóstico?

Había tenido esta discusión a menudo con mis colegas neurooncólogos. Las biopsias son pequeñas operaciones para obtener muestras de tejidos para los diagnósticos, pero son operaciones en cualquier caso, así que no están exentas de riesgo, un riesgo que sólo se justifica por el posible beneficio para el paciente. En su momento yo tenía en cuenta, además, que es el cirujano encargado de hacer la biopsia el que carga con la culpa si se produce algún problema, no el oncólogo que la solicita. Varios pacientes míos murieron por biopsias de sus tumores cerebrales.

—Lo siento, pero si no te haces una biopsia no podrás entrar en los ensayos clínicos de nuevos fármacos contra el cáncer —respondió.

La idea de que yo pudiera necesitar tratamiento con fármacos experimentales no me resultaba muy grata, pero me rendí a lo inevitable.

Y eso, más o menos, fue todo. Me sentía tan incómodo y cohibido como la vez anterior. ¿Supondría él que, al ser médico, yo ya conocía al dedillo mi tratamiento y que mi relativo silencio significaba que no tenía preguntas? ¿O bien que lo apropiado, si tenía dudas, era leer folletos y hablar con las enfermeras especialistas? Aunque yo estaba más o menos reconciliado con la idea de ser castrado, no habría estado de más tener alguna clase de conversación al respecto; castrar a un hombre no es un tema menor, aunque tenga setenta años. Por otra parte, yo no tenía ninguna idea clara de lo que me esperaba.

Poco después llegó «el equipo»: una silenciosa enfermera de radioterapia, que me entregó unos folletos impresos sin decir palabra, y una enfermera especialista en urología, mucho más amistosa, que llevaba el informe impreso de mi flujo de orina. Lo examinó con expresión de desaprobación.

—Su flujo de orina es terrible —dijo en un tono amablemente acusatorio.

—Lo sé —respondí sintiéndome angustiado y culpable.

—Debe beber dos litros y medio al día; si no, lo pasará muy mal con la radioterapia. Algunos pacientes sufren mucho con la radioterapia. Tenemos dos meses para solucionarlo.

Ambas enfermeras parecían un poco incómodas en mi presencia, tal vez porque les daba pena o tal vez porque yo era un neurocirujano eminente; quizá por ambas cosas. Con la moral por los suelos, pensé que en los hospitales los folletos impresos parecían estar sustituyendo cada vez más a la atención personal.

Juré que seguiría al pie de la letra el consejo que me habían dado. A la mañana siguiente, bebí medio litro de agua antes de salir a correr como de costumbre. Completar los tres kilómetros me costó Dios y ayuda; volví a casa lo más rápido que pude reprimiendo a duras penas una abrumadora «urgencia miccional», como la llaman los médicos. Al girar la llave en la cerradura de la puerta principal, perdí la batalla y me hice encima. Decidí no beber medio litro de agua la próxima vez que saliera a correr. Una breve búsqueda confirmó mis sospechas: la necesidad de beber dos litros y medio de agua al día es una tontería, un mito basado en la interpretación errónea de una recomendación incluida en un informe del Gobierno estadounidense. Ese informe, que se remonta a 1946, admitía que necesitamos ingerir una media de entre dos y dos litros y medio de líquidos por día, pero añadía que entre el treinta y el cuarenta por ciento de esa agua estaría en los alimentos. En otras palabras, poco más de un litro de agua al día —según la temperatura exterior y el nivel de actividad— es normal y suficiente. Me pregunto cuántos pacientes en mis circunstancias se atormentan por seguir obedientemente los consejos que les dan.

Quiero pensar que yo mismo dedicaba una hora, y a veces más, a hablar con un nuevo paciente al que acababan de diagnosticarle un tumor cerebral. Cuando empecé a trabajar en Katmandú, después de jubilarme del Sistema Nacional de Salud, les enseñaba a los residentes que las consultas con los pacientes externos siempre

131

debían terminar con la pregunta: «¿Tiene usted dudas?», e insistía en que no la formularan de forma estereotipada o rápida. Para mí era motivo de orgullo que un paciente contestara que ya había aclarado todas sus dudas, pero me llevó muchos años lograrlo, y estoy bastante seguro de que hubo muchas preguntas que sólo se les ocurrieron más tarde, quizá porque, al igual que a mí, la respuesta les daba miedo. Cuando me convertí en paciente, muchas veces me sentía demasiado impactado y confundido como para preguntar lo que me depararía el futuro.

11

A medida que me acercaba a los setenta años, con el cáncer ya presente aunque no diagnosticado, cada vez se volvía más difícil negar que mi cuerpo había pasado su fecha de caducidad. Había empezado a levantarme en mitad de la noche para ir al baño dando tumbos en la oscuridad por causa del agrandamiento de la próstata, lo que me resultaba muy molesto, sobre todo porque a veces me costaba volver a dormirme. Había bloqueado cualquier pensamiento relativo al cáncer, aunque, siendo médico, debería haberme dado cuenta de lo que pasaba. En cambio, me preocupaba la posible conexión entre el insomnio y el alzhéimer, lo que me hacía todavía más difícil volver a conciliar el sueño. Me agitaba y daba vueltas en la cama imaginando que las placas amiloideas estaban acumulándose en el cerebro y asfixiando a las neuronas. Tengo artritis en las rodillas, que me duelen mientras conduzco y también me despiertan en plena noche, y en las pequeñas articulaciones de los dedos anular y medio de la mano izquierda, que me molestan a menudo, sin contar con que la otra mano se me entumece por el síndrome del túnel carpiano. Algunas de esas articulaciones están empezando a deformarse, he perdido destreza y me alegro de haber dejado de operar hace tiempo, de haberlo hecho demasiado pronto en lugar de demasiado tarde. Por las mañanas, cuando me despertaba, todas esas perturbaciones nocturnas me hacían sentir que mi propio fantasma me había estado acosando durante la noche, y me preguntaba cuánto tiempo me quedaría de vida. Tal vez a esas alturas ya tenía alguna clase de premonición inconsciente de que estaba enfermo de cáncer.

Durante el día, mi cuello chirría y cruje, y con frecuencia me duele. Lo tengo tan rígido que si de noche intento mirar las estrellas debo tener cuidado de no caerme de espaldas. De todas maneras, a causa de las hemorragias retinianas que he padecido en el pasado, las veo de manera muy borrosa, y me sorprende la cantidad de estrellas que pueden ver mis nietas donde yo no veo ninguna. Tengo una lente artificial en el ojo izquierdo, de modo que enfocar ambos ojos ya no es ese proceso fácil y automático que era en otro tiempo. Tengo parestesia en la mano izquierda, es decir, siento pinchazos y hormigueos. Aparecen y desaparecen, principalmente en el meñique y el anular, pero a veces se presentan en toda la mano, como una lluvia. No sé si se debe a un síndrome del túnel cubital, a una radiculopatía C8, al problema del túnel carpiano o incluso a una mielopatía previa; en otras palabras, si están causadas por un nervio pinzado en la muñeca, en el codo o en el cuello, o incluso en la propia médula vertebral, lo que sería la posibilidad más grave. Cuando hace frío se me congelan las puntas de los dedos, supongo que como resultado de un deterioro de la microcirculación sanguínea. Es probable que ese mismo deterioro tenga lugar en mi cerebro, lo que tal vez explique esas ominosas alteraciones que aparecieron en el escáner. Mi memoria no es la de antes y hasta los cálculos aritméticos más sencillos me resultan difíciles: cuando calculo las medidas de la complicada casa de muñecas que estoy construyendo para mi nieta menor, cometo errores todo el tiempo. Es habitual que me olvide de nombres y palabras familiares, que regresan de improviso pocas horas más tarde. Al cambiar las marchas de la bicicleta me duelen los pulgares porque tengo artritis en la base, entre el metacarpo proximal y el trapecio, uno de los ocho pequeños huesos del carpo que conforman la muñeca. Cada vez me cuesta más pasar la pierna derecha por encima de la bicicleta cuando me subo o me bajo; cualquier día de éstos me caeré al intentarlo. Me canso con facilidad y muchas veces me quedo dormido por las tardes. El más sencillo ejercicio físico me hace suspirar, incluso gemir. En el pasado, cuando era joven e ignorante, si veía a una persona mayor en ese trance pensaba que era puro teatro y que resultaba patético que alguien quisiera llamar la atención así.

Los antropólogos evolucionistas sostienen, con argumentos muy convincentes, que la evolución es la causa de que nos disguste hacer ejercicio. Los estudios sobre nuestros antepasados cazadores-recolectores muestran que sólo hacían un gran esfuerzo cuando tenían necesidad, es decir, cuando era preciso para sobrevivir. Si tuviéramos que caminar quince kilómetros cada día para llegar al supermercado, no nos apetecería ir al gimnasio después. La evolución nos ha programado para que conservemos la energía para la próxima visita al supermercado. Yo empecé a correr con regularidad más o menos a partir de los cincuenta años, antes sólo lo hacía en pocas ocasiones y recorriendo distancias cortas, hasta que mis hijas me señalaron que eso prácticamente no contaba como ejercicio. De modo que —para impresionarlas— empecé a dar más de una vuelta completa al parque de la zona. Cada circuito —que yo medía cuidadosamente en Google Earth— equivalía a seiscientos cuarenta metros, distancia que fui aumentando poco a poco hasta llegar a correr entre seis y ocho kilómetros por día. Eso fue después de conocer a Kate, cuando pasaba en Oxford, donde ella vive, los fines de semana que no estaba de guardia. La campiña circundante me brindaba maravillosas oportunidades para correr y, con los años, fui cubriendo distancias cada vez mayores los fines de semana.

Hay un corto trayecto, de unos ocho kilómetros, que rodea Christ Church Meadow y luego los parques de la universidad por el sendero conocido como Mesopotamia, que corre entre el río Cherwell y el canal que llega al molino King's Mill. Hay otro de dieciséis kilómetros que bordea el Támesis y luego Port Meadow, y otro de veintisiete que atraviesa las aldeas de Wootton y Cumnor, lo que hasta hace poco implicaba trepar por la valla para ciervos de más de dos metros de altura que rodea el bosque de Wytham (aunque ahora han instalado una valla nueva que no se puede saltar). Tras correr a través del bosque, regresaba al centro de la ciudad siguiendo el curso del Támesis. Y también está el camino de sirga del Támesis en dirección a Iffley y su perfecta iglesia normanda, que tiene unos centauros paganos esculpidos en el arco que rodea la puerta sur (con molduras que en inglés se llaman «de diente de perro»). Y se puede seguir hacia Sandford y Abingdon: un trayecto de treinta y dos kilómetros, sumando ida y vuelta, que llegué a cubrir una o dos veces hace muchos años. En el verano, el camino de sirga está bordeado de flores silvestres: cardenchas, endivias, malvas, hierbas canas, la balsamina india (que es una especie bonita, pero foránea e invasiva) y muchas otras. Dos días después de que me diagnosticaran cáncer avanzado fui a dar un largo paseo por ahí; el río estaba oscuro en la penumbra del atardecer y, para entonces, yo percibía ya la desagradable presión del tumor en el abdomen inferior cuando caminaba sin poder ignorarlo ni considerarlo algo sin importancia que estaba obligado a tolerar, confundiendo cobardía con estoicismo. El caso es que salí de casa sumido en un estado de desesperación y abyecta angustia, pero cuando volví, ya en la oscuridad, me sentía sorprendentemente sereno y resignado a lo que fuera a ocurrirme.

No recuerdo en qué momento preciso salir a correr, así como las flexiones de brazos y los levantamientos de pesas a los que también me había aficionado, se convirtieron en actividades dolorosas que me exigían un esfuerzo cada vez mayor, pero a medida que me acercaba a los setenta años me daba cuenta de que iba poniendo más y más excusas y hacía menos ejercicio. Hubo períodos de varios meses en que no pude correr en absoluto: un ligamento desgarrado, una tendinitis isquiotibial proximal, un doloroso ligamento lateral de rodilla... y cada vez que tenía algo buscaba en internet en vez de pedirle consejo a algún colega ortopedista. Siempre mejoraba, pero salir a correr dejó de gustarme. Seguí haciéndolo sólo porque al terminar me sentía mejor durante un rato, y además me convencía a mí mismo de que estaba manteniendo a raya la vejez, el cáncer, la demencia y la muerte. Pese a todo, cuando me miraba en el espejo del baño me parecía estar contemplando una caricatura senil de una portada de la revista *Men's Health*, con mis nalgas flácidas y envejecidas, mi cuello torcido y mi piel arrugada. Ya hace tiempo que acepto con resignación cruzarme con personas más jóvenes que yo que pasan a gran velocidad por mi lado y me dejan atrás mientras yo avanzo a trompicones. Hay una joven en especial que siempre me adelanta a la altura de Christ Church Meadow. Corre sin ningún esfuerzo y me pasa trotando como una alegre gacela, en contraste con mis pasos pesados y vacilantes. Cuando cruzamos miradas yo sonrío tristemente y ella me responde con una risa amable al tiempo que nos deseamos buenos días.

Aun así, no me gustaría volver a ser joven. Recuerdo con profunda consternación cómo me dejaba llevar por las emociones y lo poco que me comprendía. Era incapaz de detenerme a considerar qué podría ser mejor a largo plazo, tanto para mí como para los demás. Era impulsivo, poco diplomático y desconsiderado, e hice el ridículo en varias ocasiones. La neurociencia tiene una explicación para esto: el dominio de uno mismo, la sensibilidad social, la capacidad de planear el futuro son rasgos que surgen de los lóbulos frontales del cerebro. Al menos, es habitual que las personas que han sufrido algún daño en esa zona pierdan tales facultades. Pero los lóbulos frontales también son la última parte del cerebro humano en mielinizarse; es decir, en la que los axones quedan aislados. El proceso no se completa hasta casi los treinta años de edad. Los adolescentes y los adultos jóvenes no son irracionales porque quieren, sino porque no pueden evitarlo. Hay un trastorno mental particularmente penoso y desagradable llamado «demencia frontotemporal» cuyas víctimas pierden todo el autocontrol y la consideración por los demás que trae aparejada la maduración de los lóbulos frontales. A veces, cuando pienso en el cambio climático y la proliferación nuclear, me da la impresión de que la raza humana ha sufrido una lobotomía frontal colectiva, pero eso no tiene ningún sentido, así como tampoco lo tiene que desprecie a mi yo del pasado: todo lo que soy ahora es creación exclusivamente suya. Sin embargo, la política global y la carrera armamentística me hacen pensar en niños jugando en el patio del colegio.

No hay nada malo ni antinatural en los distintos problemas a los que me enfrento al haberme hecho mayor; casi podría llamárselos saludables; dan cuenta del desgaste del cuerpo y la llegada del final de la vida. La cuestión, por supuesto, es que van a empeorar, y que aparecerán otros nuevos de los que aún no me he enterado. Cuando somos jóvenes emprendemos un recorrido ascendente, primero en el jardín del Edén, luego impulsados por las hormonas sexuales de la pubertad. Y entonces debemos encontrar una pareja, con todo el pesar y la dicha que ello puede traer aparejados. En la mediana edad nos encontramos en una especie de meseta y nos mantenemos ocupados con la familia y el trabajo, pero en la vejez sólo podemos descender tratando de mantener la cabeza a flote por encima de las aguas metafísicas, quizá con pasatiempos y nietos, si somos lo bastante afortunados como para tenerlos. Un amigo resopló de una manera más bien desdeñosa cuando, lleno de orgullo, le mostré la casa de muñecas que estoy construyendo para mi nieta. Murmuró algo respecto a los «hobbies» e hizo que me avergonzara de la importancia que concedo a mis trabajos de ebanistería. Por otra parte, sin embargo, cuando todavía trabajaba como médico muchas veces pensaba que mi oficio sólo tenía valor por lo que los pacientes hacían con su tiempo. Si todos fuéramos médicos y nos pasáramos la vida tratándonos unos a otros en vez de cultivar nuestros hobbies, el mundo sería un lugar muy aburrido.

Envejecer requiere —al menos en principio— una mentalidad diferente de cuando eres joven: como las cosas sólo pueden empeorar, nos conviene aprovechar al máximo el presente, tratar de vivir más en él, como la tribu de los pirahã. Y en efecto, según los estudios, la gente se siente más feliz al entrar en la vejez —tal vez debido a que ya no necesita luchar y competir, y ha aprendido a aceptar su suerte, sea cual sea— hasta que el cuerpo se convierte en una carga demasiado pesada y en una molestia constante, y empieza a dominar su vida excluyendo todo lo demás. Pero, pese a la evidencia de que el cuerpo se está desgastando o que el cáncer está empezando a invadirlo, el deseo de vivir sigue siendo tan intenso como siempre.

El tratamiento inicial para un cáncer de próstata localmente invasivo tiene, en la literatura médica, el grandilocuente nombre de «terapia de privación de andrógenos», lo que viene a ser un eufemismo de la castración química. Esa clase de cáncer se desarrolla gracias a la testosterona, una hormona masculina, y en la mayoría de los casos, aunque no siempre, suprimir la testosterona hace que el tumor se encoja. Después de mi diagnóstico no pude evitar recurrir a internet para informarme sobre la castración química. Recuerdo que, cuando estaba estudiando Medicina, un médico de familia con cáncer de próstata vino a hablarnos de los espantosos efectos del tratamiento: el fármaco que se utilizaba en esa época era el dietilestilbestrol (pronúnciese dietilestil*bestial*), el mismo fármaco brutal que le administraron a Alan Turing como alternativa a enviarlo a la cárcel por homosexualidad. Es muy probable que contribuyera a su decisión de suicidarse. Según algunas informaciones recientes, en China algunas mujeres lo utilizan subrepticiamente para hacer entrar en vereda a sus esposos cuando se apartan del camino del bien; al parecer, se lo compran a médicos veterinarios.

El caso es que, si se bloquea la producción de testosterona, el tumor puede remitir durante cierto tiempo, aunque tarde o temprano, si no se aplican otros tratamientos, vuelve a aparecer. Este efecto lo descubrió el investigador estadounidense Charles Huggins en la década de 1940, cosa que le valió el Premio Nobel. Ya a principios del siglo XVIII el anatomista John Hunter había advertido sobre la relación entre la próstata y los testículos, tras observar que la castración de los perros provocaba un encogimiento de sus glándulas prostáticas. Al principio, para tratar el cáncer de próstata se realizaban castraciones quirúrgicas irreversibles. Recuerdo que hace muchos años, cuando trabajaba en cirugía general, vi cómo insertaban prótesis similares a pelotas de ping-pong en hombres a los que les desagradaba tener el escroto vacío. Hoy en día la castración se efectúa por medios químicos, utilizando diversos fármacos que actúan sobre la regulación cerebral de la producción de testosterona o sobre los receptores de testosterona del cuerpo, con efectos que son, en principio, reversibles.

Como sucede con toda la producción hormonal del cuerpo, existe un complejo sistema de controles y equilibrios orquestado por el cerebro en la regulación de la testosterona. La que procede de los testículos (y, en un grado mucho menor, de las glándulas suprarrenales) circula en la sangre, atraviesa la barrera hematoencefálica y se une a unos receptores situados en una parte del cerebro llamada «hipotálamo», que reacciona produciendo una hormona, la hormona liberadora de la hormona luteinizante (LHRH), que a su vez actúa sobre la hipófisis para hacerla segregar la hormona luteinizante que causa que los testículos produzcan testosterona. Los pilares del tratamiento moderno del cáncer de próstata avanzado son los «agonistas» de LHRH, que imitan la acción de la LHRH, lo que da como resultado una «regulación decreciente» de los receptores de LHRH en el hipotálamo. El cerebro, por decirlo de alguna manera, cree que está inundado de LHRH y deja de producirla, cuando en realidad lo que pasa es que está inundado de un químico fabricado por el hombre que no estimula a la hipófisis para que produzca la hormona luteinizante. Por consiguiente, los testículos dejan de producir testosterona.

La castración química hace que los cánceres de próstata se reduzcan porque el tumor se ve privado de la testosterona que necesita para crecer. Después de la castración, el citoplasma de las células tumorales —el fluido que llena las células— se vuelve, según las descripciones de los patólogos que lo observan a través del microscopio, «espumoso», y el núcleo de las células, que contiene el ADN, queda empequeñecido o «picnótico». Pero el cáncer no muere, y es sólo cuestión de tiempo que empiece a crecer de nuevo. El cáncer es un ser vivo, pero uno cuyas células son todas ligeramente diferentes y compiten entre sí. Mediante un proceso de evolución darwiniana, las células que no necesitan testosterona florecen y empiezan a predominar, mientras que las que sí la necesitan se marchitan. Cuando esto ocurre, se dice que el paciente ha desarrollado un «cáncer de próstata resistente a la castración», que se manifiesta con un nuevo incremento del PSA. En ese punto puede iniciarse un tratamiento de quimioterapia, envenenando a las células cancerígenas en lugar de privarlas de alimento, pero esto también reduce el tumor sólo temporalmente, puesto que las células resistentes a la quimioterapia empiezan a predominar. Así se llega al final de la partida; tarde o temprano, el cáncer, además de causar estragos locales, se disemina por el resto del cuerpo y mata al paciente. La duración de esta etapa depende asimismo del complejo entorno bioquímico en el que se encuentra el tumor: algunas partes del cuerpo sostienen su crecimiento, otras no. Eso explica por qué algunos cánceres —como el de mama y el de pulmón— tienen predilección por expandirse al cerebro y al hígado, mientras que otros, como el mío, florecen en los huesos.

Por supuesto, el paciente puede morir antes de otra cosa, habida cuenta de que el cáncer de próstata es una enfermedad que ataca mayormente a los hombres de edad avanzada. Eso hace muy difícil precisar su tasa de mortalidad. ¿El paciente murió de la enfermedad o con ella? Me llevó bastante tiempo entender, a partir de la literatura médica que encontré en internet —teniendo en cuenta lo poco que me habían explicado en el hospital oncológico—, que en mi caso el riesgo de recurrencia bioquímica en los próximos cinco años, dado mi PSA elevado y el grado de tumor, es del setenta y cinco por ciento. Es imposible saber lo que esto significa en términos de expectativa de vida, pero, considerando que por lo demás estoy en buena forma y sano, y es poco probable que muera de otra enfermedad en los próximos años, da la impresión de que el cáncer de próstata será mi última dolencia. A veces me considero afortunado por tener esta perspectiva tan clara de mi futuro, así como la concentración mental que trae aparejada, pero no ocurre con frecuencia.

Más o menos un año después de la castración química me di cuenta de que hacer ejercicio me suponía un esfuerzo cada vez mayor y, como temía ese esfuerzo, encontraba toda clase de excusas para posponerlo. No sé si la falta de testosterona menguaba mi fuerza de voluntad, debilitaba mis músculos, o ambas cosas, el caso es que lo disfrutaba cada vez menos. Sin embargo, después de correr seguía teniendo la sensación de profunda relajación y claridad mental de siempre; fue eso, junto con el temor y la aversión a la vejez y a los efectos de la terapia hormonal, lo que me obligó a continuar. No estoy luchando contra el cáncer, sino contra mí mismo y contra los efectos secundarios del tratamiento. Ahora se atribuye esa sensación de bienestar después del ejercicio al sistema endocannabinoide del cerebro, un conjunto de neurotransmisores y enzimas que son mimetizados por la marihuana. Como buena parte de lo que ocurre en el cerebro, es un mecanismo que no se acaba de entender del todo. Ciertas investigaciones apuntan a que sólo las personas que hacen ejercicio con regularidad y durante al menos veinte minutos al día tienen esa sensación. Los corredores serios hablan de un «subidón» que yo sentí pocas veces o nunca al correr. Muchos dicen que sólo se experimenta si uno se entrena continuamente durante más de tres o cuatro horas, y que está relacionado con la liberación de endorfinas en el cerebro, unas sustancias químicas imitadas por los fármacos opiáceos. Pero, también en este caso, los procesos involucrados siguen siendo oscuros para la neurociencia. Tal vez las endorfinas se liberan porque correr tanto tiempo se vuelve doloroso. Lo que está claro es que hacer ejercicio nos parece difícil, pero los efectos posteriores se vuelven, con la práctica, muy placenteros. Me parece extraño que el presente nos pese hasta tal punto y que nos cueste tanto sacrificar la comodidad del momento por un beneficio mucho mayor en el futuro, así como me resulta cada vez más difícil levantarme de la cama por las mañanas.

12

No me quiero morir —aunque, por otra parte, ¿quién sí?—; sin embargo, y pido perdón por la obviedad, tampoco quiero convertirme en un viejo decrépito. Antes se pensaba que la vida humana tenía un límite temporal bastante concreto y que morir a los setenta años era más o menos «natural», pero hoy en día intentar detener o incluso revertir el envejecimiento constituye una ciencia seria, ya no es territorio exclusivo de chiflados o curanderos. Formamos parte de la naturaleza, y todo lo que hacemos —incluyendo la tecnología, que también es una parte importante de la vida humana— es tan natural como el sexo y los árboles, así que no tiene sentido afirmar que el esfuerzo de prolongar la vida humana va contra la naturaleza; si es sensato o no es otra historia. La idea de aumentar la esperanza de vida de los seres humanos me parece atroz, pero no puedo negar que es un prejuicio por mi parte y que debo superarlo, aunque sólo sea para entender la ciencia que hay detrás.

En cuanto a duración de la vida, existen enormes diferencias entre las distintas criaturas, desde los insectos que viven unas horas hasta los tiburones de Groenlandia y las ballenas boreales, que pueden alcanzar cientos de años, y algunas —como las tortugas de las Galápagos— muestran pocas señales de envejecimiento incluso a edades avanzadas. Hay varias teorías que explican por qué envejecemos, pero todas deben plantearse en términos de evolución y selección natural, de acuerdo con la célebre sentencia que pronunció Theodosius Dobzhansky en 1973, según la cual «nada tiene sentido en biología si no es a la luz de la evolución».

Una de las principales teorías sobre el envejecimiento es la «pleiotropía antagónica»: el descuido evolutivo, hablando en términos llanos. En la actualidad, entendemos que el mismo gen puede tener distintos efectos —pleiotropía— en diferentes circunstancias; un gen que aumenta el éxito reproductivo en la juventud quizá tenga un efecto perjudicial años más tarde, pese a lo cual es seleccionado para extenderse sin importar que el resultado sea un deterioro celular en una etapa posterior de la vida del organismo. Sé muy bien que la evolución por selección natural es un simple mecanismo biológico, aunque no consiga evitar la patética falacia de atribuirle un propósito y una intención. A la selección natural no le interesan los padecimientos de la vejez (me ha abandonado a mi suerte).

Hay excepciones, por supuesto; siempre las hay. Los peces, por ejemplo, así como hasta cierto grado los seres humanos, que al fin y al cabo vivimos mucho más que otros primates (y las mujeres siguen viviendo finalizada su edad fértil). La explicación más verosímil para este fenómeno es la denominada hipótesis de la abuela. Al parecer, somos la única especie (aunque hay pruebas de que tal vez las ballenas sean otra excepción) en la que las abuelas participan en la crianza de la siguiente generación, lo que para algunos explicaría nuestra larga vida en comparación con la de otros primates. Las abuelas posibilitan que sus hijas tengan más bebés, y, por lo tanto, los genes que prolongan la vida de una abuela tendrán un éxito relativamente superior a los que no lo hacen.

Entendámonos: la reproducción no sólo consiste en tener bebés, sino que está relacionada también con el cuidado de los niños y el esfuerzo de que nuestros hijos y nietos alcancen una edad en la que estén en condiciones de reproducirse. Si no nos esforzamos en evitar el peligro y una posible muerte, ni nuestros hijos ni nuestros genes sobrevivirán. Sin embargo, ahora que estoy entrando en la vejez cargo con el mismo miedo a la muerte que contribuyó a que mis genes triunfaran cuando era joven, pese a que se ha vuelto inútil, dado que no creo en el más allá y no tiene sentido temer la nada. En cierto modo, mi miedo a la muerte ha tomado la forma de un miedo a estar muriéndome; no obstante, sospecho que lo que subyace sigue siendo un profundo e irracional miedo a la muerte misma, a la nada, a la ausencia de futuro. Destinamos una parte tan grande del presente a pensar en el futuro —ya sea con angustia o con feliz expectación—, que la idea de que sólo me queda el presente y que ya no habrá ningún futuro me resulta espantosa.

Impulsados por este temor a no tener futuro, los entusiastas de la posibilidad de extender la vida, que se hacen llamar «transhumanistas», ven en las bases genéticas de la expectativa de vida motivos para ser optimistas en cuanto a que es posible superar la muerte. Según sostienen, la muerte ha dejado de ser algo inevitable: así como a una salamandra puede salirle una nueva extremidad después de una amputación, o una cola a un lagarto, debería ser posible, con los avances tecnológicos adecuados, que pudiésemos regenerarnos infinitamente. Afirman que un día podrán editarse los genes que determinan la duración de la vida y alterar los procesos celulares que éstos controlan, para así mantener a la muerte a raya. Ancianos multimillonarios angustiados financian investigaciones sobre el envejecimiento y la muerte con la esperanza de poder evitar ambas cosas, movidos por la patética creencia de que lo más importante en la vida es vivir más tiempo.

Nos cuesta muchísimo entender que somos la suma de billones de células (e incluso de un número mayor de bacterias, que se refugian en mis entrañas y de las que dependo), y que todas estas células son descendientes de una sola célula original que va multiplicándose y especializándose en cada generación hasta dividirse en por lo menos doscientas clases diferentes de células: del hígado, de la piel, del cerebro, y así sucesivamente. Aunque cualquier célula contiene el ADN necesario para dar forma a todo el cuerpo, en las etapas iniciales del desarrollo se programa a cada una para expresar sólo un determinado grupo de genes adecuados a su función especializada. La selección natural no sólo esculpe nuestros cuerpos, sino también todos esos billones de células individuales, cada una de las cuales lleva en sí el impulso de vivir y reproducirse, pero también de cooperar y no competir con todas las otras células con las que convive. La controlan numerosos y complejos mecanismos que aseguran que siga siendo sólo una parte de un todo más grande que ella, y cuando fracasan el resultado es, por supuesto, el cáncer, que —de una manera perversa— es una manifestación fatal del impulso de vivir.

El científico especializado en células madre Shinya Yamanaka, ganador del Premio Nobel, ha demostrado que casi todas las células especializadas pueden reprogramarse para que reviertan su desarrollo y se conviertan en lo que se ha dado en llamar «células madre pluripotentes inducidas». Se trata de células muy similares a las células madre precursoras originales que produjeron las células especializadas con las que Yamanaka empezó. Los entusiastas de la prolongación de la vida ven en la técnica de Yamanaka un camino a la vida eterna. Ciertamente, las investigaciones realizadas hasta la fecha en ratones utilizando esta tecnología tienden a producir tumores llamados «teratomas» en lugar de ratones longevos, pero estamos sólo al principio de estos estudios, y algunos informes recientes sugieren que ese problema podría superarse. Los teratomas pueden presentarse espontáneamente en los seres humanos, en especial en los niños. Como a veces aparecen en el cerebro, una vez encontré fragmentos de una diminuta caja torácica en un teratoma de ese tipo que le extirpé a un niño, y según un informe se han hallado un cerebro y un cráneo en miniatura en los ovarios de una niña adolescente. En ocasiones, la naturaleza comete errores terribles; no obstante, es un milagro cómo, la mayor parte del tiempo, surgen formas de vida estables y reproducibles a partir de una complejidad tan grande.

El cáncer puede desarrollarse en casi todas las células y en casi todas las criaturas complejas. Se trata principalmente de una enfermedad de la vejez, causada por la acumulación de mutaciones aleatorias en el ADN que no se han reparado. Sin embargo, existe un hecho fascinante descubierto por el epidemiólogo Richard Peto —y, por consiguiente, llamado «paradoja de Peto»—, y es que los animales grandes y longevos como las ballenas no tienen una incidencia de cáncer más alta que los animales más pequeños y que viven menos. Las células de una ballena no son más grandes que las de un ratón, lo que significa que las ballenas tienen muchos más millones de células que los ratones, pero esos enormes animales no son más susceptibles de padecer cáncer que los de menor tamaño; de hecho, es menos probable que lo padezcan. Hay numerosas teorías que intentan explicar esa paradoja, y los entusiastas de la prolongación de la vida la consideran una prueba de que no hay nada determinado respecto a la duración de la vida, al menos en lo relacionado con el cáncer. El problema, sin embargo, es que los mecanismos para suprimir el cáncer parecen, en cierto modo, tener una relación muy próxima con el envejecimiento: ese envejecimiento es el precio que pagamos por evitar el cáncer cuando somos jóvenes y estamos ocupados reproduciéndonos.

¿Una vida larga es una vida mejor? Los transhumanistas afirman que, según una estimación conservadora, pronto viviremos hasta los ciento cincuenta años de edad (los más entusiastas dicen que hasta los mil). No comparto esa aspiración de prolongar la vida, del mismo modo que no comparto el deseo de colonizar Marte en un momento en que parecemos empecinados en destruir nuestro propio planeta. Las inmensas sumas de dinero destinadas a ello podrían invertirse en otros asuntos más importantes. El universo era un lugar feliz antes de que unos simios bípedos y parlantes con pulgares oponibles evolucionaran en el planeta Tierra. Hoy se sabe que hay muchos miles de millones de estrellas en nuestra galaxia, y también que hay muchos miles de millones de galaxias más allá de la Vía Láctea, cada una con sus miles de millones de estrellas, y la mayoría, seguramente, con planetas. Por ello es poco probable que la vida inteligente se limite a la Tierra. La historia de la ciencia es en gran medida la historia de la refutación de la excepcionalidad humana: la Tierra no es el centro del universo; los seres humanos son animales. Como observó el gran zoólogo J. Z. Young, somos simios erguidos, no ángeles caídos. Además, ¿qué tiene de bueno la inteligencia? El deseo de colonizar el espacio y llevar nuestra inteligencia más allá de los confines de la Tierra no es más que el profundo deseo humano de diseminarse y propagarse, compartido por todos los seres vivos, llevado a cabo con un éxito extraordinario a costa de muchas otras formas de vida. Pero este éxito ha hecho que a menudo nos consideremos más importantes que otras formas de vida. Si nuestra inteligencia tiene algo bueno es que nos brinda la capacidad de amar y respetar todas las formas de vida, no sólo la nuestra. La idea de que la raza humana se extinga no me preocupa demasiado; después de todo, a muy largo plazo el fin es inevitable. Como observó el filósofo David Hume en su lecho de muerte, la idea de no existir después de la muerte no es más inquietante que la de no haber existido antes de nacer. Sin embargo, me horroriza el sufrimiento que la decadencia y el fin de la raza humana probablemente causen: pienso en mis nietas y en sus posibles descendientes, en el cambio climático y en todo lo que éste traerá aparejado.

Aunque la mayoría de los cosmólogos consideran que el universo llegará a su fin a la larga, será después de un tiempo inconcebible. Algunos han propuesto la desconcertante idea de los cerebros de Boltzmann. La segunda ley de la termodinámica, desarrollada por Ludwig Boltzmann en los últimos años del siglo XIX, explica la termodinámica —el estudio de la materia, la energía y el calor— en términos de probabilidades estadísticas. No hay ninguna ley que establezca que los miles de millones de átomos en estado gaseoso que vuelan al azar en la habitación en que estoy sentado no puedan salir de pronto por la ventana y dejarme sin aire, es sólo que resulta extremadamente improbable. Si el universo llegó a existir gracias a una fluctuación aleatoria y extremadamente improbable de alguna clase —¡no me pregunten de qué clase!—, por fuerza es menos improbable que surjan estructuras más simples, como la Vía Láctea, y todavía menos improbable que lo haga un sistema solar, y, según esa argumentación, incluso menos improbable que miles de millones de partículas se unan de improviso y formen un cerebro. De modo que tal vez yo soy un cerebro de Boltzmann y eso que creó el mundo real no es más que un patrón de impulsos electroquímicos en mi cerebro, formado por partículas de materia que se unieron al azar. Lo que, en cierto sentido, es así, más allá de si uno cree o no en que los cerebros de Boltzmann sean posibles.

Sin embargo, la idea de la prolongación de la vida supone un problema para escépticos como yo. Hay bastantes pruebas de que incrementar la esperanza de vida —al menos en ratones y gusanos— puede prolongar no sólo la vida, sino una vida sana; tanto la esperanza de vida como la esperanza de vida saludable. El envejecimiento es una enfermedad con sus mecanismos específicos, y no hay ningún mandato divino que dictamine el deterioro de nuestro cuerpo. ¿Cómo podría oponerme a una tecnología que fuera capaz de reducir todas las penas del envejecimiento, como la artritis, las cataratas y la degeneración macular, el cáncer, la osteoporosis y las señales de decadencia que aparecieron en el escáner de mi cerebro? Y, sin embargo, la idea de un mundo poblado por gente cada vez más vieja, por más en forma y saludables que puedan estar, me parece horrible. Esto, por supuesto, ya está ocurriendo con la gran transición demográfica que ha supuesto la reducción de las tasas de nacimientos provocada por la emancipación de las mujeres, el control de la natalidad, las mejoras de las condiciones de salubridad, la vacunación y la disminución de la mortalidad infantil. Pero incluso si los seres humanos —aunque tal vez sólo los muy ricos— consiguen llegar hasta los ciento cincuenta años en un futuro cercano, ¿sufrirán menos al final sólo porque han vivido todos esos años extra? ¿Nuestra vida tendrá más sentido sólo por haber conseguido posponer la muerte? ¿Y el futuro pertenecerá a los viejos, cuando en realidad debería ser de los jóvenes?

Así como los genes pleiotrópicos hacen cosas distintas en circunstancias diferentes, son muy pocas, o ninguna, las características de las criaturas vivientes que están determinadas por genes individuales. Tras el sorprendente descubrimiento de que sólo hay veinte mil genes humanos, se comprendió que éstos interactúan de forma muy complicada; que el color de los ojos, la estatura y la inteligencia son poligénicos y están determinados por múltiples genes. Por ejemplo, hay cientos de genes relacionados con la esquizofrenia. Alterar un solo gen mediante una nueva tecnología de edición genética como la CRISPR podría tener todo tipo de consecuencias imprevisibles e indeseables en el futuro. Otra cosa es la modificación genética de los cultivos de alimentos, una herramienta vital para combatir el cambio climático y la degradación ambiental. Modificar el genoma humano para algunas raras enfermedades monogénicas no es lo mismo que editar genes normales con la esperanza de mejorar el cuerpo que producen. Por lo tanto, es improbable que haya alteraciones genéticas sencillas que nos impidan envejecer, y, si las hay, lo más seguro es que provoquen toda clase de efectos secundarios no deseados, de los que el cáncer es sólo uno, igual que mi terapia hormonal tiene muchos efectos secundarios. O tal vez vivamos cientos de años, pero a la velocidad de una tortuga.

Se ha probado que la restricción dietética aumenta significativamente tanto la esperanza de vida como la esperanza de vida saludable en ratones, pequeños roedores y criaturas no mamíferas, pero, aparte del hecho de que someterse a una restricción calórica severa puede reducir el placer de estar vivo, el problema es que aquello que funciona con ratones a menudo no funciona con las personas. Como ya se ha observado, no somos ratones grandes, y extrapolar esa clase de experimentos a las personas presenta toda clase de problemas éticos tal vez insuperables.

Con todo, las investigaciones seguirán adelante, financiadas por angustiados multimillonarios que están envejeciendo y motivadas por la misma codicia egoísta y hedonista que está destruyendo buena parte de la vida en nuestro planeta. El futuro no se puede predecir, sin embargo espero que la genética del envejecimiento sea tan complicada que termine volviéndose imposible, que la prolongación de la vida no sea más que una quimera de inversores de riesgo o que, al menos, tarden mucho tiempo en lograrla. Yo, desde luego, no quiero estar vivo para verlo. Nunca se sabe qué encontrarán los investigadores; de todas maneras, si finalmente logran su cometido, dudo que una existencia más larga ayude a que la vida de esos multimillonarios tenga más sentido y el momento de su muerte sea mejor.

13

La biopsia consistió en una intervención quirúrgica ambulatoria con anestesia general. Los sanitarios me trataron muy amablemente. Una cordial enfermera, que no sabía que yo era cirujano, me hizo pasar a la Unidad de Cirugía Ambulatoria llamándome por mi nombre. Todo el procedimiento se llevó a cabo con una coreografía perfecta, desde el momento en que registraron mi ingreso, me hicieron desnudarme y me pusieron una bata y una minúscula ropa interior desechable, para luego presentarme al anestesista y al cirujano, hasta que, finalmente, me llevaron al quirófano.

Me gusta la anestesia general: no me infunde ninguna clase de temor y la considero milagrosa. Te apagas como una bombilla y te despiertas más tarde envuelto en una agradable bruma de sedantes.

—¿Le duele algo? —recuerdo que me preguntó la enfermera de recuperación cuando empecé a flotar hacia la superficie de la conciencia—. En una escala del uno al diez, ¿cuánto dolor siente?

—Nueve —respondí pensando que me convenía exagerar, lo que todos deberíamos hacer en estas circunstancias. De modo que me administraron fentanilo y sólo experimenté una ligera incomodidad cuando la enfermera me retiró el catéter urinario. He olvidado su nombre, pero recuerdo que me contó que era nigeriana y que, además de trabajar como enfermera, también estudiaba Administración de Empresas en la Universidad de Westminster.

Basándose en experimentos con renacuajos y aceite de oliva, los científicos pioneros en la investigación de la anestesia general —la mayoría de la cual es soluble en grasa— pensaban que funcionaba interfiriendo con las membranas de todas las neuronas del cerebro. Ahora ya no se cree que sea así: las investigaciones más recientes con ratones genéticamente alterados han demostrado que esta clase de anestesia reduce la actividad de las sinapsis que tienen una función excitadora e incrementan la actividad de las sinapsis inhibidoras. Disminuyen la actividad neuronal actuando sobre los «canales iónicos» de las membranas celulares, que están controlados por neurotransmisores. Estos canales iónicos controlan el estado eléctrico de las neuronas bombeando iones —partículas con carga eléctrica— hacia el interior o el exterior de la neurona. Los mecanismos moleculares implicados son cada vez más conocidos y, sin embargo, como suele ocurrir con los estudios neurocientíficos, todavía no se sabe bien cómo interactúan entre sí todos estos procesos. Simplemente parece que la anestesia general se enfoca en áreas específicas del sistema nervioso central y no en todas las neuronas indiscriminadamente.

Lo cierto es que implica mucho más que una pérdida de la conciencia. Según la dosis, puede causar inmovilidad, pérdida de memoria, excitación, nerviosismo y ansiedad, relajación muscular y parálisis respiratoria. Cuando era estudiante de Medicina, nos mostraron un experimento con un infortunado gato al que habían puesto dentro de una caja de cristal y habían anestesiado (creo que con óxido nitroso). El animalito pasó por las cuatro etapas de manual de la anestesia: analgesia, delirio, anestesia quirúrgica y, finalmente, paro respiratorio. Al finalizar el experimento estaba muerto, puesto que no lo habían conectado a un respirador, lo que sí habrían hecho con un paciente humano. Yo presencié todo con una mezcla de fascinación y consternación; no estaba seguro de si, como método para enseñar los principios de la anestesia general, era más efectivo que una conferencia o un libro, y sentí pena por el gato.

Hoy en día se piensa que cada uno de esos efectos surge de la acción de la anestesia general en diferentes partes del sistema nervioso central, que no se apaga un único interruptor central.

Es bastante fácil conceptualizar lo que podríamos llamar «los efectos físicos de la anestesia» —la parálisis, la pérdida de la memoria y la agitación—, pero el misterio central de la conciencia sigue presente. ¿Cómo aparece la conciencia y de dónde surge? A pesar de todas las investigaciones y escritos que existen al respecto, lo cierto es que no lo tenemos nada claro. Y no deja de ser extraordinario, si uno se detiene a pensarlo, que entendamos tan poco sobre el aspecto más importante de estar vivos.

Mediante la introspección se puede aprender poco o nada sobre la conciencia. El examen de la propia conciencia es como una serpiente que se come a sí misma o, como escribió William James, el «padre» de la psicología, como encender la luz para examinar la oscuridad. Pero si uno acepta que la conciencia se genera a partir de la actividad de las neuronas, inmediatamente se da cuenta de que se trata de un proceso realmente notable. Los impulsos eléctricos con los que las neuronas se influyen entre sí tardan un lapso de tiempo determinado en trasladarse por el cerebro pasando de neurona a neurona y, sin embargo, experimentamos una intensa sensación de unidad y de «estar en el presente» cuando estamos despiertos y conscientes. William James hablaba del «flujo de la conciencia». Es fácil pensar en nuestra visión como una serie de fotos fijas que pasan a gran velocidad, como ocurre con la película cinematográfica, creando la ilusión de movimiento, pero esa metáfora deja de funcionar cuando la aplicamos al sonido: ¿cómo puede haber un equivalente auditivo de una fotografía fija? Nuestras experiencias conscientes se construyen a partir de la danza electroquímica de nuestras neuronas, y eso requiere tiempo y espacio. Es cierto: son apenas unos pocos milisegundos y milímetros, pero está claro que la sensación de un presente inmediato y singular es una ilusión.

Dado que las neuronas actúan en el espacio y en el tiempo, probablemente no debería sorprendernos que los experimentos científicos produzcan efectos extraños. Algunos de los primeros y más célebres fueron los que realizó el estadounidense Benjamin Libet en la década de 1980. Mediante éstos se demostró —y luego se ha confirmado muchas veces)— que la decisión consciente de mover la mano se produce unos pocos milisegundos *después* de la activación eléctrica del área del cerebro relacionada con la mano, según revelaron unos electrodos colocados sobre el cuero cabelludo que registraban las corrientes eléctricas en la superficie del cerebro que estaba justo debajo. Algunos críticos aducen que mover una mano es una parte pequeña y escasamente importante de la actividad cerebral, pero, si reflexionamos sobre ello, cualquier decisión «consciente» debe proceder de algún sitio, no puede surgir de la nada. A menos que uno sea un «dualista» y, al igual que Descartes, crea en la existencia de un yo o alma humana inmaterial. Como era inevitable, los experimentos de Libet se sumaron a la ya abundante bibliografía sobre el «libre albedrío». El libre albedrío fue un concepto introducido por los teólogos católicos para explicar por qué existe el mal en el mundo a pesar de que hay un Dios bondadoso. Dios es omnipotente, pero todas las cosas malas son culpa nuestra.

Ciertos estudios con delincuentes violentos presos han revelado que una proporción notablemente elevada de ellos tiene una historia de lesiones previas en la cabeza, sufrió malos tratos durante la infancia, o ambas cosas. Yo mismo examinaba con frecuencia a pacientes que tenían daños físicos en el cerebro, habitualmente en los lóbulos frontales, producidos por algún traumatismo accidental, y era común que éstos experimentaran cambios en la personalidad —casi siempre para peor— de los que ellos mismos no eran conscientes, pero que resultaban terribles para sus familias. Tales experiencias hacen que sea muy difícil seguir sosteniendo que los pensamientos y los sentimientos, así como la conciencia misma, no se generan a través de mecanismos físicos que tienen lugar en nuestro cerebro. Puede que el libre albedrío sea una necesidad legal para una sociedad ordenada, pero sólo es una ilusión: nuestras decisiones están determinadas por nuestro pasado. Igualmente, cuando nos hacemos un corte en un dedo —como el que me hice yo hace unos días con una mandolina de cocina— sentimos el dolor en el dedo, aunque en realidad consiste en un complejo patrón de impulsos nerviosos que se forma en el cerebro. Pero eso no significa que el dolor no duela ni que las decisiones difíciles no sean difíciles, sólo significa que no entendemos cómo funciona el cerebro.

Afortunadamente, hoy en día existen algunos conocimientos científicos —a diferencia de las meras especulaciones filosóficas o psicoanalíticas— sobre la relación del inconsciente con la conciencia, pero, como es tan habitual en la ciencia, responder una pregunta no hace más que abrir la puerta de una habitación con más puertas.

La historia del progreso científico no es un proceso lineal, sino que consiste en una complicada danza entre nuevas ideas y tecnologías y la resistencia a ellas. La llamada «revolución científica» del siglo XVII estuvo indisolublemente unida a la invención de los telescopios y microscopios en Holanda a principios de ese siglo. Por primera vez podía comprobarse que existían toda clase de cosas que estaban fuera de la escala de la visión humana y, por tanto, que nuestra visión cotidiana del mundo, basada en el sentido común, era limitada. Pero las lentes de aumento ya se conocían en la época de los antiguos romanos y, si bien Antonie van Leeuwenhoek había descubierto las bacterias en el siglo XVII, hubo que redescubrirlas doscientos años más tarde. Paracelso utilizaba éter para anestesiar gallinas ya en el siglo XVI, pero hubo que esperar trescientos años para que se utilizara en seres humanos, lo que transformó la medicina.

En el pasado, la psicología experimental no tenía otra opción que considerar la conciencia y el funcionamiento interno del cerebro como una «caja negra». Sólo las entradas y salidas, es decir, el estímulo y la respuesta conductual, eran aptos para el estudio científico objetivo. La tecnología ha modificado esa situación y ahora, en efecto, podemos asomarnos a la caja negra y comprender en cierta medida el funcionamiento interno del cerebro. Sin embargo, lo que podemos ver es muy limitado. Los trazados de los encefalogramas solamente resumen la actividad de miles de millones de neuronas, y sólo en la superficie del cerebro. Y la resolución temporal y espacial de las imágenes obtenidas por resonancia magnética (IRM) y resonancia magnética funcional (IRMf) también es limitada: un milímetro cúbico de corteza cerebral puede contener hasta cien mil neuronas y mil millones de conexiones que operan en milisegundos, mientras que la IRMf ofrece una resolución temporal de tres a cuatro segundos. Las máquinas más poderosas de IRM no funcionales tienen una resolución espacial de un poco menos de un milímetro, y la IRM funcional es muchas veces menos precisa.

Se pueden insertar electrodos en el cerebro e incluso en neuronas individuales, un proceso infinitamente más preciso que el electroencefalograma, pero por razones éticas obvias esa clase de estudio está muy restringido. En cualquier caso, hay que tener presente que existen alrededor de ochenta y seis mil millones de neuronas en el cerebro; a pesar de los asombrosos avances tecnológicos, la situación sigue siendo un poco como mirar las estrellas de noche con un par de binoculares baratos y de baja potencia. Nuestra tecnología actual tiene límites muy reales, y quién sabe si en el futuro surgirá alguna tecnología que pueda cambiar esta situación.

Pese a todo, una desconcertante técnica experimental que los científicos cognitivos llaman «enmascaramiento» terminó siendo una herramienta fundamental para investigar la conciencia. Si se presenta una imagen en una pantalla de ordenador durante unos pocos milisegundos, no tendremos problemas para verla; sin embargo, si se hace aparecer una segunda imagen no relacionada —la «máscara»— casi inmediatamente después de la imagen original, no veremos *conscientemente* la primera imagen, pese a que ésta tiene que seguir presente en algún lugar del cerebro.

En principio, esto parece extraordinario: ¿cómo puede ser que algo que ocurre *después* borre un acontecimiento de nuestra percepción consciente? Pero si aceptamos que todo lo que pensamos y sentimos se produce a partir de la actividad de las neuronas, y que las neuronas necesitan un lapso de tiempo para comunicarse entre sí, esta aparente paradoja deja de sorprendernos. En efecto, algunas investigaciones han demostrado que las percepciones conscientes se producen un tercio de segundo después del estímulo inicial. Es como si nuestro yo consciente hiciera las veces de reportero y nos proporcionase una especie de resumen ejecutivo de lo que tiene lugar en el inconsciente. La «máscara» puede alterar ese informe, de modo que la imagen original se queda en el inconsciente.

Mediante métodos y tecnología basados en el enmascaramiento, se ha demostrado que las imágenes pueden entrar y salir de la percepción consciente y sin embargo estar presentes en el cerebro en un nivel inconsciente. Y no se trata tan sólo de imágenes visuales, se ha demostrado que pueden estar presentes reacciones emocionales (en la amígdala) sin que se perciban conscientemente. En un electroencefalograma puede verse cómo una percepción o emoción inconsciente se desvanece rápidamente, pero si esa percepción se vuelve consciente se extiende a gran velocidad a través de buena parte del cerebro. El cerebro registra las imágenes visuales primero en un nivel inconsciente y en la corteza visual; si se vuelven conscientes, la actividad eléctrica inconsciente inicial se expande rápidamente por casi todo el cerebro. Y se extiende en el espacio —especialmente hacia los lóbulos frontal y parietal, que están más allá de la corteza visual, de modo que la conciencia se ve como la activación eléctrica de grandes áreas de la corteza cerebral a partir de un estímulo inicialmente inconsciente— tanto como en el tiempo —durante más de trescientos milisegundos—. Los investigadores recurren a una variedad de metáforas para describir lo que ocurre cuando una percepción se vuelve consciente:

hay una avalancha, una transición de fase, un tsunami, un proceso análogo al colapso de la función de onda de la mecánica cuántica, un veloz incremento. Según Stanislas Dehaene, uno de los principales investigadores en este campo, el yo consciente es como el director general de una gran empresa con miles de empleados.

Esta multiplicidad de metáforas vuelve a mostrarnos lo problemática que es la naturaleza del consciente y del inconsciente. No son entes separados, sino partes de un todo. No hay ninguna seguridad de que alguna vez podamos llevar a cabo experimentos en el cerebro equivalentes a los que realizan los físicos sobre la materia, que sirvan para crear modelos y que puedan explicarse en términos matemáticos; no podemos desmontar el cerebro, analizar los diferentes fragmentos y después volver a juntarlos.

Hay dos maneras de enfrentar el enigma de cómo la experiencia consciente surge de la materia física. Una consiste en la visión adoptada por muchos neurocientíficos —aunque no todos—: la conciencia es, sencillamente, una propiedad de las neuronas que surge cuando éstas se conectan en unas configuraciones determinadas. Buscar alguna esencia subyacente equivale a las fútiles búsquedas que se realizaban en el pasado de la esencia de la vida o del flogisto, la esencia del calor. Ahora sabemos que el calor no es más que el movimiento de átomos, y que la vida no es más que la autorreplicación de ciertas configuraciones moleculares. Y, sin embargo, esta analogía puede inducir a error. «Calor» es la palabra que utilizamos para medir el movimiento —la energía cinética— de los átomos, pero ese término también describe la percepción de esa energía en nuestro cerebro, que es, a su vez, un patrón de la actividad física de nuestras neuronas; de modo que no es cierto que el calor no exista como tal. En cuanto a la vida, se trata de una cuestión de definición. Es difícil, por ejemplo, saber si los virus pueden considerarse seres vivos o no, porque sólo pueden reproducirse secuestrando células que poseen la maquinaria para transcribir el ADN o el ARN en proteínas de las que los propios virus carecen.

Si vamos un paso más allá y creemos que la conciencia es una propiedad emergente del procesamiento de la información en sí, se deduce que los ordenadores podrían desarrollarla, lo que es una idea difícil de aceptar, pero imposible de refutar. Los cerebros y los ordenadores son sistemas físicos que procesan información, pero en este punto termina la similitud: hay profundas diferencias en sus estructuras y componentes, y en la manera en que funcionan. Y, de nuevo, nuestra comprensión sobre el funcionamiento del cerebro es notablemente limitada, ni siquiera es seguro que los cerebros computen utilizando algoritmos y un código como lo hacen los ordenadores. La palabra «inteligencia» es difícil de definir, y no tenemos idea sobre su fundamento neurológico. El mismo término «inteligencia artificial» es engañoso: la «inteligencia» de una IA es totalmente diferente de la inteligencia de, digamos, una niña. A una niña le basta con ver un gato una vez para identificar a todos los gatos en el futuro, mientras que las inteligencias artificiales necesitaban «ver» millones de fotos de gatos antes de poder identificarlos, y tampoco «ven» como lo hacemos nosotros; los denominados «ataques antagónicos», en los que se alteran unos pocos píxeles de una imagen, pueden hacer que una IA se equivoque por completo mientras que, para el ojo humano, la imagen permanece sin cambio.

No me preocupa en absoluto la posibilidad de que, en el futuro inmediato, surjan unas IA superinteligentes que terminen reemplazándonos, aunque bien pueden dejar sin empleo a grandes cantidades de personas (pese

164

a que la mayoría de los economistas sostienen que no es esto lo que suele ocurrir con la introducción de nuevas tecnologías que permiten ahorrar mano de obra, sino que se generan nuevos puestos de trabajo). Sin embargo, me preocupa profundamente la idea de que los seres humanos, en especial los gobiernos despóticos, utilicen las IA de modos malévolos. La pérdida de anonimato que traen consigo las omnipresentes cámaras de circuito cerrado y los programas de reconocimiento facial, por ejemplo, deja un poder inmenso en manos de un número muy reducido de personas.

La idea de que los cerebros y los ordenadores son esencialmente similares conduce a toda clase de encantadoras fantasías ciberpunk sobre la posibilidad de cargar nuestro cerebro en un ordenador, y eso lleva al problema adicional de cómo saber si un ordenador tiene o no conciencia. A los filósofos les encanta escribir sobre estos asuntos, pero a mí se me hace difícil entenderlos; no puedo evitar la sensación de que en gran medida se trata de juegos de palabras. Aun así, me da miedo no ser lo bastante inteligente como para entender la filosofía. Después de todo, terminé abandonando la facultad de Filosofía y ahora, para colmo, están las hiperintensidades de materia blanca que aparecieron en el escáner de mi cerebro.

La otra manera de considerar la conciencia —adoptada, por ejemplo, por el físico matemático sir Roger Penrose— consiste en admitir que nuestra comprensión del mundo físico es incompleta. Si los pensamientos y sentimientos son creados por el cerebro, forman parte del mundo físico y, por lo tanto, el cerebro debe someterse a las leyes de la física. Pero la física no dice nada sobre la conciencia, de modo que nuestra comprensión es incompleta. Penrose añade que la física teórica comparte esa incompletud, puesto que aún no ha conseguido combinar la mecánica cuántica con la relatividad general, y a los cosmólogos les cuesta interpretar la materia y la energía oscuras, que se llaman así precisamente porque no las entendemos. En otras palabras, puede que ciertos fenómenos físicos que no comprendemos actualmente requieran una explicación de un nivel más profundo que quizá jamás alcancemos y que, por tanto, jamás lleguemos a comprenderlos. Como señaló el biólogo evolucionario J.B.S. Haldane, no es sólo que el universo tal vez es más extraño de lo que pensamos, sino que tal vez es más extraño de lo que podemos pensar. Esta visión puede conducir, asimismo, a otra clase de fantasías, relacionadas con «niveles más elevados de conciencia cuántica», distintas de las que afirman que los ordenadores pueden emular el cerebro humano, pero ambas tienen en común nuestro subyacente miedo a la muerte y el anhelo de una vida eterna.

En todo caso, ambas visiones sobre la conciencia, así como las teorías que las acompañan, se van a pique por el sencillo hecho de que la conciencia es subjetiva. No es un tema fácil para el estudio científico, más allá de su simple descripción; quizá incluso resulte imposible. Como experimento mental, a veces trato de imaginar una máquina que me permitiría estudiar mi propia conciencia, pero hasta la fecha no he logrado ningún progreso.

Era reacio a someterme a la biopsia porque puede causar una retención aguda de orina que, si bien se soluciona fácilmente mediante la inserción de un catéter, no deja de ser una urgencia. La idea me asustaba, así que, cuando volví a la unidad de pacientes ambulatorios y pude orinar en el baño, me sentí muy aliviado.

—¿Ha ido bien? —me preguntó la enfermera amable, que estaba sentada en su puesto cuando salí del baño.

—Sí —le contesté con alegría—. Ha salido en un ángulo extraño, pero he limpiado el suelo.

Cuando volví a casa escribí a la jefa de enfermería para felicitarla por el buen trato recibido.

Ese día me hicieron otra prueba radiactiva: un PET-TAC que revelaría si el cáncer ya se había extendido a los ganglios linfáticos. Kate y mi vecino Selwyn fueron a recogerlo y, mientras esperaba, di un paseo por Fulham Road. La dosis de radiación de la prueba era mínima, pero tenía una pegatina de riesgo radiactivo en la muñeca, que exhibía orgulloso como un soldado herido. Aunque el segundo confinamiento ya había empezado, encontré una tienda de materiales de bellas artes abierta —no sé qué artículos «esenciales» venderían— y compré unos pinceles para pintar las postales que les enviaba a Iris y Rosalind.

Esa noche tomé la primera de las pastillas de la terapia hormonal y, una vez más, no pude evitar buscar en Google los efectos secundarios de la castración química y el porcentaje de supervivencia del cáncer avanzado de próstata. Estudié los gráficos y tablas de la literatura médica tratando de averiguar qué me deparaba el futuro, pero no resultó más efectivo que intentar leer mi futuro en las estrellas, ya que no revelaban lo que me ocurriría a mí en particular, sino sólo estadísticas, probabilidades. Me puse bastante irracional: tan pronto me quedaba aterrorizado y me convencía de que moriría en pocas semanas como leía algo que me proporcionaba una breve y delirante esperanza.

Solía decirles a mis pacientes que no había problema en que buscaran información sobre su enfermedad en Google, pero que debían de tener cuidado porque, además de que esa información puede ser aterradora, nunca es del todo precisa, puesto que sólo muestra probabilidades, jamás certezas. Al mismo tiempo, les prometía intentar contarles todo lo que necesitaban saber. Sin embargo, habiendo recibido un diagnóstico de cáncer, me doy cuenta de que tenía una idea bastante limitada de lo que necesitaban saber.

Todos los medicamentos tienen efectos secundarios, y la lista de los efectos secundarios de la castración es muy larga. Para colmo, no es difícil darse cuenta de que esas listas no están hechas para ayudar a los pacientes, sino para proteger a los médicos y a las compañías farmacéuticas de denuncias y pleitos. Al menos, en el caso de la castración química, había algunos sitios web que distinguían entre los efectos secundarios frecuentes y los poco frecuentes, y añadían, tranquilizadoramente, que nadie sufría todos los efectos secundarios, algunos de los cuales eran tan poco atractivos como la ginecomastia, es decir, el crecimiento de los senos (lo que empezó a sucederme, aunque en un grado muy bajo, después de un año de tratamiento). Probablemente los efectos secundarios más comunes son el aumento de peso en la zona de la cintura y la caída del vello corporal, así como la impotencia y el desinterés por el sexo, la pérdida de masa muscular, la osteoporosis y las fracturas óseas, pero la lista no termina ahí. Después de un año de terapia hormonal, mirarme en el espejo del baño ha dejado de ser agradable: he adquirido el cuerpo regordete y lampiño de un eunuco. Parezco un bebé geriátrico extragrande. Pero es sólo vanidad, por supuesto.

Muchos de los efectos secundarios incluidos en la lista —como dolores de cabeza, mareos, fatiga crónica, estreñimiento, diarrea— son muy poco específicos, y el problema con esa inespecificidad es que todos somos profundamente sugestionables. Es lo que se denomina «efecto nocebo», que es lo opuesto del benigno efecto placebo, en virtud del cual la gente se siente mejor simplemente porque les han dicho que es lo que se espera, y no a causa de un efecto directo del tratamiento que les han administrado. Con el efecto nocebo te sientes peor porque es lo que se espera. Cuando examiné mi escáner cerebral me ocurrió precisamente eso, y tardé bastante en superar la sensación de que ya estaba padeciendo demencia. La lista incluía la depresión, pero ¿qué hombre no se sentirá deprimido tras ser castrado y viéndose ante la posibilidad de una muerte inminente? ¿Puede caracterizarse algo así como un efecto secundario del tratamiento?

Según una idea ampliamente difundida, la testosterona es responsable de la agresividad masculina. Sin embargo, las investigaciones no lo confirman. Al parecer, si un hombre se encuentra en una situación social en la que se valora la cooperación, la testosterona lo vuelve más cooperativo, mientras que, si está en una situación agresiva, lo hace más agresivo, especialmente si ya tenía tendencia a la agresividad. La mayoría de los experimentos en este sentido se llevaron a cabo con estudiantes de psicología WEIRD (la palabra significa «raro» en inglés, pero en este caso se trata de las iniciales de «*western, educated, industrialised, rich and democratic*»; es decir, procedentes de países occidentales, educados, industrializados, ricos y democráticos), de modo que no es fácil conocer su verdadero alcance. La bibliografía sobre los efectos psicológicos y cognitivos de la terapia hormonal no es concluyente. Tal vez yo me haya vuelto menos competitivo a causa de la castración química, pero, como he dicho antes, después de mi jubilación ya no tengo con quién competir, excepto con mi yo del pasado.

Hay varios tratamientos para algunos de los efectos secundarios de la castración química, por lo general con nombres largos e impresionantes: acetato de megestrol y acetato de medroxiprogesterona para los sofocos, inhibidores de la fosfodiesterasa y bombas de vacío para la impotencia... sin embargo, como señalaba un artículo que leí: «Es habitual que la falta de libido limite el interés de los pacientes en buscar tratamientos para recuperar la erección.»

Por lo que a mí respecta, no echo de menos la libido ni las erecciones. De hecho, en muchos aspectos me alegro de haberme librado de ellas, en especial cuando recuerdo las angustias que me causaban en la adolescencia y la mediana edad, así como la locura —que parece divina, pero que muchas veces es absurda— que trae consigo el enamoramiento; no obstante, debo reconocer que también han sido responsables de la mayor alegría de mi vida: tener una familia. Cuando ya llevaba quince días de radioterapia, una enfermera amable y compasiva me enumeró una larga lista de los síntomas que podría estar padeciendo y yo bromeé diciendo que el mundo sería un lugar mejor si todos los hombres de mediana edad se sometieran a una terapia de deprivación androgénica. Pensé en esas esposas chinas que les daban dietilestilbestrol a sus maridos infieles sin que ellos se dieran cuenta. Pero, si yo hubiera hecho esa terapia, reflexioné posteriormente, no habría sido infiel, mi primer matrimonio probablemente no se habría terminado y, en consecuencia, no me habría casado con Kate, que me cambió la vida y me hizo mejor persona. Además, mi primera esposa también es mucho más feliz ahora y hemos vuelto a ser buenos amigos, todo esto gracias a la testosterona.

Con frecuencia resulta amargo leer en internet sobre la enfermedad que uno padece y, por útil que pueda ser, no sirve para reemplazar a un doctor compasivo que lo ayude a abrirse paso a través de los matorrales de las estadísticas y le dé esperanzas a pesar de ellas. A mí me recordó mis días de estudiante de Medicina, de los que ya he hablado aquí, cuando empecé a aprender sobre una gran cantidad de enfermedades terribles que comienzan con síntomas mínimos. Y he narrado también cómo, al igual que la mayoría de los que estudian esa carrera, pasé por un breve período en el que temía haber contraído toda clase de enfermedades mortales, pero muy pronto me convencí de que las enfermedades sólo las padecían los pacientes, nunca los médicos.

La esperanza que puede proporcionar un médico amable y tranquilizador es totalmente diferente de la que se obtiene a través de una página web o de un folleto. No quiere decir que uno adopte una posición infantil y espere que el doctor lo cure, sólo que puede tener la seguridad de que el médico se preocupa por uno y se esforzará al máximo, aunque, al final, en un caso como el mío, lo más probable es que fracase. Gavin Francis, un autor de tratados de medicina por quien siento una gran admiración, describe su función como médico de familia como la de «un guía a través del paisaje de la enfermedad». Hoy en día, en el Sistema Nacional de Salud, buena parte de esa función la cumplen los enfermeros y enfermeras especialistas, los folletos y los cuestionarios, en lugar de los médicos. A mí me pidieron que rellenara tres «cuestionarios de atención sanitaria integral». Por descontado, todas las enfermeras que me atendieron eran excelentes, y se mostraron amables y compasivas, pero estos profesionales de la salud no son responsables de las decisiones que se toman sobre un tratamiento, de manera que los pacientes no pueden discutir sobre las decisiones que se toman en su caso, sino sólo sobre los detalles de la aplicación del tratamiento y sus efectos secundarios. Eso genera una tremenda sensación de impotencia en ellos, aunque sin duda debe de hacer la vida del oncólogo mucho menos estresante.

Es muy difícil concebir esperanzas leyendo una página web; por el contrario, lo más habitual es que a uno lo invada el pánico y la desesperación. Después de un tiempo dejé de leer obsesivamente sobre el cáncer de próstata y decidí que debía aprovechar al máximo el tiempo que me quedara. Como ya se ha señalado varias veces, las únicas cosas seguras de la vida son la muerte y los impuestos. Me volví más hábil en gobernar mis pensamientos: si empezaba a sufrir una oleada de ansiedad, me decía a mí mismo que recibiría el tratamiento adecuado, que todos nos morimos tarde o temprano, que había tenido más suerte que muchos de mis pacientes, pues había llegado a los setenta años, y enseguida me ponía a pensar en algo distinto.

Sacarme de la cabeza los pensamientos sobre el cáncer y el futuro es igual que correr: si pienso en lo mucho que me falta, el ejercicio se torna agotador y me dan ganas de abandonarlo, pero si consigo pensar en otra cosa —una frase en la que estoy trabajando, el próximo capítulo de los cuentos de hadas que les relato a mis nietas por FaceTime o el diseño de un mueble que estoy fabricando— los kilómetros pasan mucho más deprisa. También he aprendido a darme un respiro en mitad de la carrera y caminar durante un rato, permitiéndome apreciar el paisaje que me rodea, en lugar de estar presionándome constantemente tratando de lograr algo, convirtiendo el presente en un suplicio a cambio de una recompensa en el futuro, y la lección que me ha enseñado el cáncer no es muy distinta.

14

Seis semanas después de empezar la terapia hormonal, fui en coche a un aserradero de Surrey que dirige un colega jubilado. Era pleno enero y pocos días antes había nevado, pero luego hubo varios días de lluvia continua, así que tuve que conducir por la A3 bajo un velo de agua y con los limpiaparabrisas moviéndose de un lado a otro frenéticamente.

Mi colega había sido cirujano maxilofacial (así como oficial de reserva en la Armada Real) y en el pasado habíamos operado juntos algunos tumores craneofaciales complejos. Ahora, con casi ochenta años, poseía el aire amable y autoritario de un oficial naval. El aserradero era un auténtico paraíso para carpinteros: estaba rodeado de pilas de enormes troncos de robles, algunos todavía con un poco de nieve disolviéndose con la lluvia. Yo contemplaba esos grandes árboles muertos e imaginaba las bellas tablas que se ocultaban en su interior. Había una grúa inmensa para trasladar los troncos a la plataforma del molino, que medía unos siete metros. Mi colega tenía problemas crónicos de espalda y poco tiempo antes se había sometido a una operación importante en una de las arterias carótidas, pero seguía encargándose del aserradero él solo. Durante años me había suministrado buenos cortes de roble con los que hice una escalera, una mesa y vallas para el jardín. En esta ocasión le compré un metro cúbico de leña de castaño que encajé a duras penas en la parte de atrás del coche. Cuando llegué a casa, descubrí que no tenía el teléfono móvil e imaginé que se me habría caído del bolsillo cuando cargamos la leña en el coche. Tuve que volver a hacer todo el camino por la A3 en medio de la niebla y un fuerte aguacero mientras me maldecía a mí mismo. Aunque estaba bastante seguro de que encontraría el teléfono, me invadió un pánico absurdo, como si mi vida dependiera de ello. Tenía visiones de mi amigo pasando la grúa por encima del móvil, pero, para mi alivio, lo encontré intacto sobre un lecho de serrín.

Cuando por fin llegué a casa, estaba cansado. Para mi irritación, había una furgoneta sin ningún rótulo bloqueando la entrada de mi garaje, donde yo quería descargar la madera. Sentado al volante había un joven al que le pedí con aire molesto que se apartara. Él obedeció de inmediato y yo me sentí culpable por mis malos modales, de modo que, después de meter el coche en el garaje, crucé la calle hasta su furgoneta para disculparme.

Después me encaminé hacia mi casa. Él se apeó y se me acercó.

—¿Sabe usted que tiene una teja suelta en el techo? —preguntó en un tono cordial. Tenía una cara juvenil y rosada, un fuerte acento irlandés y una sonrisa irresistible.

—¿En serio? —respondí—. No la veo.

Consiguió convencerme de que una de las tejas de pizarra estaba ligeramente desplazada. Yo ya no tengo la vista de antes. Pocas noches antes me había deprimido cuando mi hijo me señaló la constelación de Orión en el cielo nocturno de Londres y yo, sencillamente, no pude verla.

—Se la puedo reparar —dijo con actitud servicial—. Hemos estado trabajando para sus vecinos —añadió señalando vagamente el final de la calle.

—¿Cuánto? —pregunté.

—Cincuenta libras.

—Bueno, si pudiera repararla, se lo agradecería —respondí pensando en todos los problemas que había tenido debido al mal tiempo de los últimos días y en los tejados que había construido tan chapuceramente que siempre había goteras cuando llovía. Tal vez sería buena idea contratar a un profesional.

De pronto aparecieron sus dos colegas; llevaban una larga escalera y uno de ellos subió al tejado. Volvió con un pedazo de madera que el primer hombre me señaló.

—Mire —me dijo—. Está totalmente podrida... Me temo que hay muchas tejas flojas y le está entrando agua. Hay que repararlo.

—¿Cuánto? —pregunté.

Reflexionó un momento, como si estuviera haciendo cálculos.

—Mil cuatrocientas libras —respondió.

Al recordar este episodio, no consigo entender por qué lo acepté sin hacer preguntas. Sólo se me ocurre que el reciente diagnóstico de cáncer me había vuelto vulnerable y estaba necesitado de comprensión y ayuda. Tal vez la castración química para el cáncer de próstata me estaba encogiendo las áreas críticas del cerebro tanto como el tumor, convirtiéndome en ingenuo y confiado. El caso es que acepté pagar esa suma absurda.

—Tendremos que hacer un contrato —dijo al tiempo que sacaba un bloc de formularios impresos—. Entremos a firmarlo...

Pero algo me hizo negarme a entrar, así que nos quedamos de pie en la calle.

—¿Tiene usted una pluma? —me preguntó, y yo, obediente, saqué un bolígrafo.

Firmé rápidamente un documento de aspecto impresionante y me mostraron un imponente «Certificado de garantía» en letras góticas.

—Por lo general pedimos un depósito del veinte por ciento —señaló.

—No tengo doscientas ochenta libras en efectivo —expliqué.

—Bueno, no importa —dijo con amabilidad; seguramente suponía que yo era tan estúpido que no tardaría en soltar las mil cuatrocientas libras.

Me agradeció efusivamente por haberle prestado la pluma —un boli barato—, lo que me resultó un poco extraño.

—Será mejor que quites las tejas —le dijo a uno de sus compañeros, un hombre alto que me miró con expresión sorprendida mientras subía por la escalera. No me pareció necesario preguntarle al joven irlandés por qué era necesario retirar las tejas antes de colocar el andamio un día más tarde.

Luego él y sus colegas se marcharon dejándome un agujero en el techo con la promesa de que volverían a la mañana siguiente.

Entré y traté de entender lo que acababa de suceder. Dos años antes había sido víctima del mismo timo, aunque con otros actores. En aquella ocasión estaba estresado y angustiado a causa de un pleito muy desagradable contra un vecino de Oxford que temía que fuera a costarme una fortuna. El primer estafador siguió al pie de la letra el mismo guión que su sucesor: la oferta de limpiarme los canalones del techo por una suma modesta seguida de un descenso por la escalera con un pedazo de madera podrida y la alarmante afirmación de que el techo necesitaba reparaciones importantes. Hasta el presupuesto era el mismo: mil cuatrocientas libras. Los primeros estafadores habían entrado en la casa y la habían alabado con entusiasmo. Incluso llegaron a instalar un andamio en la parte delantera unas horas después de firmar el contrato, antes de que me diera cuenta de que me habían tomado por tonto y les dijera por teléfono —con demasiada cortesía— que ya no me interesaban sus servicios. Tal vez hay una academia donde forman estafadores de tejados.

Me senté a la mesa de la cocina y me maldije por ser tan patéticamente crédulo. La idea de tener que sacar la pesada escalera extensible, subir al tejado e inspeccionar los daños me horrorizaba. Como neurocirujano había visto demasiados ancianos con terribles lesiones en la cabeza o en la columna vertebral por haberse caído de escaleras. Además, me costaba aceptar que la gente pudiera ser tan codiciosa y deshonesta.

Pero finalmente saqué la escalera extensible de tres tramos y la coloqué contra el tejado. Tuve que hacer un esfuerzo considerable y me pregunté si la castración química para el cáncer estaba empezando a debilitarme.

Descubrí que los estafadores habían quitado media docena de tejas y habían roto unas cinco. El fieltro de debajo estaba desgarrado por dos sitios, lo que seguramente también habían hecho exprofeso. No había ninguna madera podrida y era evidente que tampoco había entrado nada de agua. La teja que se suponía que estaba floja se encontraba a varios metros de las que ellos habían quitado y no estaba floja en absoluto. Bajé la escalera y marqué el número de teléfono que figuraba en el contrato que había firmado. Me contestó una voz y, poco después, el joven que me había engañado me devolvió la llamada, lo que me sorprendió un poco. Debía de pensar que yo era tan viejo y estúpido que podía convencerme de que al tejado le hacía falta una reparación, lo que, por supuesto, ahora era verdad, gracias a los esfuerzos de sus colegas.

—He subido a echar un vistazo —dije sin poder superar mi profunda necesidad de mostrarme cortés—. No ha entrado nada de agua.

—Bueno —respondió él con tono seguro—, usted sólo puede ver las vigas desde abajo y el agua entra desde arriba.

—Me parece que no me entiende —insistí, quizá con un ligero matiz triunfal—. Me he subido al tejado con una escalera. Esto es un timo.

—No es ningún timo —fue la poco convincente respuesta y así terminó la conversación. Quizá él se había engañado a sí mismo para creerse su mentira y eso lo había ayudado a engañarme a mí, pero lo dudaba.

El truco, por supuesto, se basa en que la víctima no puede ver qué pasa en el tejado y depende totalmente de lo que le digan. De modo que buscas a un viejo de pelo blanco que parezca lo bastante adinerado como para no preocuparse por los costes, lo halagas para inspirarle confianza y luego lo manipulas como quieres. Pero probablemente no esperas que a ese viejo tonto le entren dudas y decida subirse al tejado con una escalera después de firmar el contrato.

La primera vez que me dejé engañar de esta manera, los piratas techadores no retiraron el andamio que habían montado tan deprisa, pese a los reiterados mensajes telefónicos en los que les pedía que lo hicieran. Después de muchas semanas, me subí al andamio y trabajé en el tejado yo mismo. De hecho, había un problema, pero no el que habían descrito los timadores. La exuberante glicina que crece en la fachada de mi casa —me gusta su aspecto silvestre y abandonado, y las cascadas de flores azules a principios de verano— se había abierto paso entre la pared de la casa y el canalón, que se había roto creando una filtración. Tardé un día en retirar la glicina y reparar el canalón con una placa de acero, tornillos y sellador. Sin duda me habría costado mucho dinero si hubiera contratado a alguien para hacerlo. Era extraño que los estafadores no se llevaran el andamio: buscando en eBay había descubierto que costaba varios cientos de libras. Tal vez habían estafado a una empresa de andamios o les preocupaba que yo los denunciara a la policía si volvían a aparecer. Terminé desmontándolo yo mismo con una llave inglesa, colgándome de los postes como un gibón anciano. Y lo pasé bastante bien. Después de esperar casi un año, se lo regalé a un constructor que conozco y lo aceptó encantado.

En cuanto a la segunda ocasión, mis vecinos me pusieron en contacto con dos albañiles jubilados de la zona, Terry y Mick, quienes repararon los daños al día siguiente por una suma modesta. Mientras sostenía la escalera y Terry subía a colocar las tejas con un martillo, Mick me contó que Terry tenía setenta y nueve años, pero se negó a decirme su propia edad. Aproveché que tenía la escalera apoyada contra el tejado para podar las ramas de la glicina que estaban extendiéndose de nuevo sobre las tejas. Mientras lo hacía, un transeúnte se detuvo y me dijo:

—Me encanta la fachada de su casa, ¿sabe? Paso por delante muchas veces y me parece muy acogedora.

Ese comentario espontáneo, que contrastaba con la adulación cínica y codiciosa de los techadores piratas, me conmovió.

Cuando le conté esa triste historia a Kate, me respondió:

—Creo que has hecho bien. ¿Cuántos años tienes? ¿Setenta y uno? Te han timado sólo dos veces en setenta y un años; no está nada mal. ¿Y no es mejor ir por la vida confiando en la gente, aunque eso signifique que a veces te tomen por idiota?

También le relaté el episodio unos días más tarde a un amigo, un profesor de Economía que es inteligentísimo, pero también cálido y encantador, mientras caminábamos por el fangoso sendero de sirga del Támesis en Oxford, serpenteando entre enormes charcos.

—Es una historia muy interesante —dije refiriéndome a mi vulnerabilidad ante los techadores piratas—. No consigo entender por qué me comporté de una manera tan boba. Jamás pensé que podía ser tan estúpido.

—Eso es lo que hace que la historia sea interesante —repuso mi amigo.

Pero la historia de mi credulidad tiene un final feliz: me había ahorrado mucho dinero reparando el tejado por mi cuenta después de mi primer episodio de ingenuidad y, tras el segundo, finalmente accedí a las exigencias de mis familiares de que dejara de encargarme de todas las reparaciones de la casa, así que contraté a Mick y Terry, quienes lo hicieron mucho mejor de lo que podría haberlo hecho yo. Y el pleito que tanto me preocupaba concluyó por fin después de dos años, cuatro audiencias en el Tribunal Supremo y tres mil páginas de testimonios, presentados principalmente por el vecino, que fue condenado a pagar todas las costas procesales —algo muy poco habitual, según me contaron unos amigos abogados— y recibió un duro fallo en su contra de parte del juez.

Los techadores se habían propuesto engañarme, por lo que me envolvieron en lo que parecía ser una conversación cordial; a continuación, se valieron de halagos para ganarse mi confianza. Como cualquier estafador sabe, la eficacia con que los halagos suspenden el pensamiento crítico es extraordinaria: unas horas después aún me sentía como si me hubiesen hipnotizado. Pero también es verdad que, una vez que empieza una conversación, se vuelve cada vez más difícil escapar de ella, y mientras tanto los hábiles estafadores empiezan a manipularte y engatusarte. Se parece bastante a lo que ocurre en la medicina con un diagnóstico erróneo. Como les contaba a mis alumnos: cuanto más se avanza por el camino equivocado, más cuesta volver y reconsiderar la situación. Un colega probablemente sería capaz de señalar el error inmediatamente, pero la necesidad de creer en ti mismo y la renuencia a reconocer que podrías estar equivocado pueden hacerte seguir adelante hasta que es demasiado tarde. Resulta más fácil continuar avanzando con un optimismo ciego que dudar de uno mismo, detenerse y hacer autocrítica. Por eso en la medicina es tan importante tener buenos colegas con los que se pueda discutir sobre casos difíciles y que estén dispuestos a señalarte los errores que cometes.

Cuando los pacientes venían a consultarme, yo daba por sentado que confiaban en mí; no necesitaba tratar de engañarlos como los techadores hicieron conmigo. Los pacientes —al menos en Inglaterra— no tienen muchas alternativas a la hora de elegir un médico, a menos que opten por la sanidad privada, pero incluso pagando y eligiendo siguen teniendo que confiar en el profesional al que van a ver, por la sencilla razón de que resulta intolerable pensar que pueda ser incompetente o deshonesto. En general, como he dicho, en Inglaterra los pacientes confían en los médicos porque no tienen más remedio, pero para mí seguía siendo muy importante tratar de justificar la confianza que depositaban en mí. La neurocirugía es peligrosa y algunos sufrirían daños por mucho que yo me esforzara en ahorrárselos. Debía prepararlos, a ellos y a sus familiares, para esa eventualidad —para las «complicaciones», como dicen los cirujanos cuando las cosas salen mal—, de modo que siguieran teniéndome confianza pese a todo. Es una tortura tratar a pacientes que ya no confían en ti.

En otros países en los que he trabajado, lo habitual es que la gente no confíe en los médicos. En todo el mundo hay sistemas de control y reglamentos diseñados para mantener el nivel de calidad profesional, pero en los países corruptos suelen pasarse por alto. Una ministra de salud de Ucrania me contó que se había vuelto muy impopular cuando impidió que los estudiantes de medicina pagaran sobornos para aprobar los exámenes finales de la carrera, lo que hasta ese momento había sido una práctica habitual. A partir de entonces los estudiantes tendrían que trabajar duro y los profesores perderían dinero. No duró mucho en su cargo.

Yo no tenía necesidad de embaucar a los pacientes para que confiaran en mí, pero el problema con la medicina es que nada se sabe a ciencia cierta: los médicos trabajan con porcentajes y, al igual que el pronóstico del tiempo, solamente se equivocan si ofrecen una predicción con el cien por cien de seguridad, lo que no hacen jamás.

Es habitual que oigamos la cantinela de «me daban seis meses de vida y aquí estoy seis años más tarde», cuando, muy probablemente, los médicos sólo le habían dicho al paciente que *quizá* le quedaban seis meses, y de los que sí murieron en ese plazo no se dice nada.

De manera que, cuando yo me encontraba con un paciente por primera vez, el problema no era establecer una relación de confianza, sino prepararlo para la posibilidad de un fracaso en el futuro. Si el tratamiento fracasa, ¿cómo puede mantenerse esa confianza? A mis residentes les explicaba que la gestión de las complicaciones se inicia tan pronto el paciente y sus familiares cruzan la puerta de la sala de pacientes ambulatorios por primera vez. Eso se vuelve más fácil a medida que uno se curte en la profesión: tiene más experiencia y seguridad, y todos los pacientes entienden la importancia de la experiencia y la seguridad, pero de todas formas hay cosas que seguirán saliendo mal, por mucha experiencia que se tenga.

Hay dos maneras de tratar de mantener la confianza a pesar de los fracasos. La primera es mostrarle al paciente que estás realmente preocupado por él, que te interesa como individuo y te importa lo mismo que a él. Supongo que es posible fingir esto completamente, pero en el fondo lo dudo. La segunda es que hay ciertos «trucos» —a falta de una palabra mejor— que resultan muy útiles. Por ejemplo, siempre hay que estar sentado cuando hablas con los pacientes, y nunca hay que dar la impresión de que tienes prisa. Eso es mucho más importante que las fórmulas banales que parecen estarles enseñando a algunos estudiantes, tales como decirle al paciente: «Me dará gusto llegar a conocerlo mejor.» Los pacientes no son tontos y detectan la falta de sinceridad.

Los pacientes respetan a los médicos, en general, porque su vida depende de ellos, pero no fue hasta después de jubilarme cuando entendí con claridad por qué la mayoría de estos profesionales realmente merecen ese respeto: es por los fracasos, no por los éxitos. No hay nada de especial en el éxito. Por supuesto que es maravilloso tanto para el médico como para el paciente; sin embargo, si cada diagnóstico, cada operación y cada tratamiento fueran un éxito, no habría nada de especial en ser médico. «Los triunfos sólo lo son en realidad —les decía yo a mis alumnos residentes— porque también hay grandes derrotas.» Recuerdo que en uno de mis viajes a Ucrania ayudé a mis colegas a operar a un niño que tenía un tumor cerebral benigno. La operación fue un éxito y haber llevado a cabo una cirugía tan peligrosa en ese hospital en particular resultaba insólito, por lo que estábamos muy contentos. Poco después operamos a una niña. Hay que reconocer que era un caso más difícil y que el tumor era maligno. Como la operación parecía haber ido bien, a la mañana siguiente, antes de entrar en el hospital, mi colega y yo fuimos a correr al parque, muy satisfechos con nosotros mismos. Había nevado durante la noche y, bajo un despejado cielo invernal, el parque y la ciudad ofrecían un aspecto muy hermoso. Cuando llegamos al hospital, sin embargo, nos enteramos de que la niña había sufrido una catastrófica hemorragia posoperatoria que se les había pasado por alto. Era culpa mía. Antes de operar, debería haberme interesado por la calidad de los cuidados posoperatorios, pero el caso anterior me había dado una falsa sensación de seguridad. Los cuidados habían sido, en realidad, muy deficientes: nadie notó el deterioro crítico que la hemorragia le había provocado a la niña hasta que nosotros aparecimos por la mañana.

La chiquilla, hija única de una madre soltera, murió en cuestión de días. Fue una verdadera tortura hablar con la madre cada día intentando que no perdiera las esperanzas, pero sabiendo, al mismo tiempo, que había que abandonarlas a medida que la niña empeoraba. Son los problemas como ése —convivir con el fracaso, tratando de mantener una relación de confianza con los pacientes y sus familias— lo que hace especial la medicina. Es fácil pasar deprisa por delante de la cama del paciente para evitar toparse con sus familiares, decir verdades a medias o tecnicismos incomprensibles, y negarte a admitir ante ti mismo y ante los demás que podrías haber hecho las cosas de un modo diferente.

Al menos, después de la muerte de la niña lancé un apasionado sermón al personal del hospital acerca de los cuidados posoperatorios que ojalá haya servido para cambiar algo. La pandemia puso fin a mis visitas a Ucrania, así que no lo sé con certeza.

TERCERA PARTE

Felices para siempre

15

Tras seis meses de terapia hormonal finalmente pude
iniciar la radioterapia. Primero me insertaron unos
«marcadores fiduciales» en la próstata, que se utilizarían
como dianas de la radiación. Para ello, tuve que acudir
al Departamento de Radioterapia de un hospital distinto. Allí solía ir una vez por semana para reunirme con
mis colegas neurooncólogos y analizar los casos de mis
pacientes con tumores cerebrales. El viernes por la mañana entraba con mis alumnos residentes y girábamos a
la izquierda rumbo a la cafetería donde nos tomábamos
un sustancioso desayuno caliente antes de asistir a la
reunión. Esta vez, sin embargo, tenía de nuevo la sensación ligeramente irónica de entrar no ya como un en-
greído cirujano, sino como un miembro de la clase
marginada de los pacientes, así que giré a la derecha,
rumbo al Departamento de Radioterapia. Mientras avanzaba por el pasillo, sentía que iba perdiendo estatura.

El Departamento de Radioterapia se encontraba en
el sótano y, para mi sorpresa, era bastante bonito (probablemente porque no era un proyecto de la PFI). Había
un atrio elevado bañado por la luz que entraba por unos
grandes ventanales situados en un techo sostenido por
esbeltas columnas. Se respiraba una atmósfera serena y
silenciosa como la del claustro de un convento. No se

parecía en nada a las habituales salas de espera para pacientes externos, siempre atestadas y frecuentemente desprovistas de ventanas. En la pared, un útil letrero afirmaba: LA RADIOTERAPIA ES TECNOLOGÍA DE VANGUARDIA, LA RADIOTERAPIA PUEDE CURAR EL CÁNCER. Me pareció muy reconfortante.

Me recibió una amable enfermera especialista y en poco tiempo me encontré tumbado de lado en una salita, sin pantalones ni calzoncillos, sólo con una de esas irritantes y desalentadoras batas de hospital que se ajustan por la espalda. Al menos en este caso tenía sentido, puesto que ella procedió a insertarme un proctoscopio en el recto; a continuación, guiándose por ultrasonidos, me inyectó tres marcadores fiduciales de oro en la próstata con una jeringa especial. Sólo me dolió durante un momento.

—¿De qué tamaño son? —pregunté.

—Son cilindros de tres milímetros de largo y uno de diámetro. Oro de veinticuatro quilates —respondió.

Me quedé muy impresionado: el precio del oro no ha dejado de subir en los últimos años.

—Ha sido divertido —le dije mientras me subía los pantalones.

—Nadie nos había dicho eso jamás —respondió mirándome con una expresión dubitativa.

—Mucho tiempo atrás, hice un año de prácticas de cirugía general antes de formarme como neurocirujano —le expliqué—. Tenía que hacer una clínica rectal los viernes por la tarde. Ni los ciudadanos de Sidcup ni yo disfrutábamos particularmente de la experiencia, pero ahora tengo una idea de lo que ellos sentían. Siempre es interesante estar del otro lado del mostrador.

Me marché aferrando un nuevo folleto en el que se me advertía de todas las complicaciones posibles del procedimiento y caminé hasta el aparcamiento bajo una lluvia torrencial pensando en mis tres dientes de oro y en que ahora podía presumir, modestamente, de que tanto la entrada como la salida de mi tracto gastrointestinal estaban revestidas de oro.

La radioterapia comenzó dos semanas después en el Royal Marsden, otra vez en Chelsea, en las laderas de Wimbledon Hill, a diez kilómetros de mi casa. El camino más rápido para llegar allí era en bicicleta, primero siguiendo el paseo que corre por la ribera del río Wandle y luego el sendero del Támesis hasta el puente Albert.

La primera sesión tuvo lugar un viernes por la tarde. Había llovido mucho durante la mañana y tanto las ortigas como las budelias que bordean el paseo a lo largo del Wandle estaban dobladas hacia abajo, así que tuve que tomar precauciones para no pisarlas mientras avanzaba con la bicicleta. El aroma de las budelias llenaba el aire. El río nace en Croydon, por inverosímil que parezca. En otra época, Londres tenía muchos ríos, con nombres tan alegres como Effra, Peck y Quaggy. Tan sólo quedan dos que no han sido cubiertos y convertidos en cloacas, y el Wandle es uno de ellos. A medio camino aparece la sorprendente panorámica de un prado descuidado rodeado por una cerca detrás de la cual pastan algunos ponis. Al pasar, siempre veo niños apiñados contra la cerca, cara a cara con los animales. Al otro lado del río hay una zona industrial con un área de desguace donde constantemente se oyen los camiones de la basura arrojando su carga, una subestación eléctrica con unos transformadores y aisladores inmensos, y, a continuación, un conjunto de huertos. En Earlsfield, me incorporé a una carretera principal durante un breve tramo para cruzar una arteria de un solo sentido, dejé atrás la antigua fábrica de cerveza Young's Ram —ahora reconvertida en apartamentos de lujo y rebautizada como Ram Quarter— y llegué al sendero del Támesis. Allí me sumé a otros ciclistas, corredores, paseadores de perros y madres empujando los cochecitos de sus bebés. Seguí pedaleando, dejando atrás las anodinas falanges de los nuevos edificios de apartamentos con fachadas de cristal que han terminado dominando las orillas del Támesis, y crucé el río por el puente Albert.

Cuando llegué al hospital, me indicaron que bajara al sótano. El Departamento de Radioterapia tenía una pequeña sala de espera en la que había una hilera de ventanas de triforio con paneles de cristal esmerilado adornados con grabados de hojas: supongo que se considera inapropiado que los transeúntes vean a las valientes víctimas de cáncer mientras esperan, pero debido a esto tanto los pacientes como el personal quedan aislados del mundo exterior. Sólo había otras tres víctimas aguardando el tratamiento, todas con un aspecto tan saludable como el mío y sin visos de ser ni valientes ni víctimas.

Mientras esperaba allí sentado apareció sorpresivamente el oncólogo. Llevaba un pijama quirúrgico.

—No sabía que operabas —dije.

—Una braquiterapia —respondió. La braquiterapia consiste en colocar cápsulas radiactivas en la próstata y es un tratamiento del cáncer de próstata diferente del que iba a recibir yo—. Busquemos una sala lateral.

Me llevó por uno de los numerosos pasillos y nos sentamos frente a frente en un pequeño cubículo sin ventanas. Me preguntó por mis resultados más recientes de PSA, que él no conocía, y luego charlamos un rato, principalmente sobre las opiniones de su hijo pequeño en relación con el cambio climático. Daba la impresión de que ninguno de los dos quería hablar de mi tratamiento ni de mi pronóstico. Me pregunté si él sería consciente de lo mucho que ese sencillo contacto humano significaba para mí.

• • •

Muy poco después de que me diagnosticaran el cáncer llegué a la conclusión de que, con setenta años de edad, era absurdo tratar de encontrar una cura o albergar alguna esperanza de conseguirla. Lo único que debía esperar era unos pocos años más de buena vida. De hecho, no se me ocurría qué otra cosa podría hacer, incluso de haber sabido con seguridad que me quedaban apenas unos meses, en lugar de años. He tenido una vida plena y afortunada, tengo una familia cariñosa, jamás redacté una lista de cosas que debería hacer antes de morir y no quiero recorrer el mundo, aunque echo de menos Nepal y Ucrania, y a mis amigos de esos sitios. El problema es que, si me quedan unos pocos años, sin duda trataré de negociar para conseguir otros más cuando vuelva a manifestarse la enfermedad. Mi impulso de seguir viviendo es tan irresistible que lo único que podría derrotarlo sería un sufrimiento físico insoportable, e incluso en ese caso tal vez querría conseguir algunos días más, aunque tal vez no. Espero que no.

Según la mecánica cuántica, toda la materia exhibe un comportamiento de onda o de partícula dependiendo de la manera en que se la observa. De las diversas clases de radiación, en la radioterapia médica se utilizan principalmente los fotones, que son partículas de radiación electromagnética —la clase de radiación que incluye la luz—. Los fotones los emiten los átomos cuando se excitan, lo que significa que la energía entrante promueve a sus electrones a una órbita de mayor energía en torno al núcleo. A continuación, esos electrones retornan a su estado de reposo y, al hacerlo, liberan energía en forma de fotones. La radioterapia utiliza longitudes de onda mucho más cortas y de mayor energía que las de la luz, que son las que podemos ver con los bastones y conos de la retina. La evolución ha ido conformando nuestros ojos para que reaccionen a las longitudes de onda que han sido particularmente útiles para la supervivencia, y sólo nos muestran una fracción de lo que ocurre a nuestro alrededor. Los insectos captan longitudes de onda distintas de las que nosotros alcanzamos a ver, puesto que para sobrevivir y reproducirse necesitan percibir distintos aspectos del mundo exterior, tales como la iridiscencia ultravioleta de las flores, al alcance de los ojos de las abejas. Las abejas de mi jardín trasero, cuyo cerebro es del tamaño de una cabeza de alfiler, pueden alejarse hasta ocho kilómetros y luego regresar a medio metro de su colmena valiéndose de la polarización de la luz, a la que nosotros somos ciegos.

En todas las criaturas, la visión depende de unas moléculas llamadas «opsinas» que reaccionan a la luz alterando su forma y disparando un impulso nervioso. Hay diferentes opsinas, que responden a diferentes longitudes de onda de luz. Las iridiscentes libélulas que puedo ver en verano revoloteando sobre el agua del estanque que he cavado en el jardín de mi casa de campo pueden tener hasta treinta opsinas en las retinas de sus enormes ojos. Nosotros tenemos sólo tres, que reaccionan a determinadas ondas de luz que luego el cerebro interpreta como rojas, azules o amarillas. El cerebro combina esos tres colores primarios para producir los otros colores del arcoíris. Se cree que algunas mujeres —muy pocas— tienen cuatro opsinas.

Algunos investigadores sugieren que los insectos pueden llegar a tener alguna clase de experiencia consciente: hay similitudes en la estructura del mesencéfalo —la parte superior del tronco encefálico— de los mamíferos y los insectos, y según esos científicos es allí donde se genera la experiencia consciente. En este contexto, «experiencia consciente» significa, sencillamente, «sensibilidad»: la capacidad de sentir —dolor quizá, o hambre—, no de pensar y tener conciencia de uno mismo, como nosotros.

Ya en las primeras etapas de la formación en neurocirugía se aprende que la conciencia de las personas depende tanto del tronco encefálico como de la corteza cerebral. En ocasiones llegan a urgencias pacientes con objetos que les han atravesado el cráneo y se han clavado en el cerebro. Yo he visto de todo: un cincel, un enchufe eléctrico, numerosos clavos —por un intento de suicidio— o un pedazo de madera. Es posible, incluso, que salga tejido cerebral por la herida. Y sin embargo, el paciente está totalmente despierto, mientras que un daño en un área muy pequeña del tronco encefálico puede sumirlo en un profundo estado de inconciencia. Así, el modelo típico de la conciencia es como una de esas lámparas de fibra óptica que estaban de moda hace cuarenta años, con cientos de filamentos que resplandecían en sus extremos: la conciencia es el resplandor de la luz producida por cientos de fibras. Si apagamos el interruptor de la lámpara —el tronco encefálico— generamos oscuridad, pero habría que dañar muchas fibras para reducir la luz si la alimentación eléctrica sigue intacta; unos daños focales en áreas pequeñas de la corteza cerebral no afectan la conciencia, lo que sí haría un daño extenso.

Dudo que alguna vez sepamos con certeza si los insectos sienten. Tenemos un problema similar con los bebés que sufren hidranencefalia y han nacido con el tronco encefálico intacto, pero con una corteza cerebral mínima. Yo tuve a mi cargo a varios niños con ese problema —y a sus abnegados padres—. Exhiben numerosas expresiones faciales —que parecen de alegría, ira, angustia—, pero no hay forma de saber si son simples movimientos reflejos o si implican algún grado de sen-

195

sibilidad, de sensación. Algunos investigadores afirman que esos bebés tienen sensaciones, y sus padres, desde luego, piensan lo mismo. Hay un argumento similar respecto del aborto y de si los fetos pueden sentir dolor en una etapa temprana de su desarrollo.

Cada mañana cogía la bicicleta para acudir al tratamiento y pocas veces me hacían esperar demasiado. Cuando me llamaban, caminaba por el iluminado pasillo hasta la sala con la gran máquina y me tumbaba en la camilla.

—Henry Marsh, cinco, tres, mil novecientos cincuenta —recitaba yo como un soldado raso en formación, y luego me bajaba los pantalones y los calzoncillos. En cuestión de minutos me ubicaban en la máquina, donde una radióloga me empujaba suavemente la parte inferior del cuerpo, que meses de terapia hormonal habían vuelto regordete y lampiño de una manera muy poco atractiva, para que estuviera perfectamente alineado con un rayo láser proyectado desde arriba. A continuación, los radiólogos salían de la sala y yo me quedaba allí tumbado a solas. Me costaba no atribuir poderes mágicos a esa bondadosa y gigantesca máquina y esperar que me salvara. Es cuestión de matemática cuántica, algo que sé que existe, pero ni siquiera puedo empezar a entender, puesto que se trata de un nivel de matemáticas que me supera por completo. Después de unos minutos, la máquina empezaba a rotar lenta y esmeradamente a mi alrededor. Al moverse, emitía un sonido extraño, similar al de un lejano coro de ranas burlonas muertas de risa.

Era una experiencia extraña estar tumbado en esa gran máquina de radioterapia y saber que estaban bombardeando el cáncer (y todo lo que lo rodeaba) con unos destructivos fotones que yo no veía, oía ni olía, aunque sí que pude sentir sus efectos unas semanas después, y saber que mi vida —o al menos unos pocos años más de ella— dependía de esos rayos mágicos, invisibles, de mecánica cuántica.

Existe una rama de curanderismo muy rentable que habla de «sanación cuántica». Las partículas cuánticas hacen cosas que son imposibles en el mundo cotidiano y macroscópico que habitamos: pueden ser ondas y partículas a la vez, entrelazarse y separarse, y encontrarse en dos sitios al mismo tiempo. Si pueden suceder cosas imposibles como ésas, sostienen esos curanderos, entonces es evidente que también pueden ocurrir otras cosas imposibles, como que un cáncer terminal se cure. Pueden ganarse grandes cantidades de dinero contándoles cuentos chinos como éstos a los enfermos angustiados.

No hay nada mágico en los aceleradores lineales terapéuticos, son triunfos de la ciencia física y de la ingeniería de alta tecnología que miles de científicos e ingenieros han tardado décadas en crear. Un magnetrón —igual al de los hornos de microondas— genera ondas de radiofrecuencia (haces de fotones); un cañón de electrones (por lo general un filamento de tungsteno calentado) dispara electrones por la «guía de ondas», un tubo largo colocado dentro de las ondas de radiofrecuencia, y los electrones, guiados por unos imanes que los rodean, viajan sobre las ondas y se aceleran a casi la velocidad de la luz hasta que chocan contra una diana de tungsteno; la diana escupe fotones cuando los electrones de alta velocidad interactúan con los átomos de tungsteno y, en ese momento, los fotones se filtran y enfocan formando un rayo angosto, como la luz de una linterna, y se lanzan contra el cáncer (y todo lo que lo rodea). Al disparar el rayo de fotones en un arco rotatorio y modular su intensidad, así como su forma, se administra una dosis elevada de rayos X sobre el tumor y una dosis relativamente baja en la zona del cuerpo que está alrededor.

La radioterapia funciona dañando todas las células que encuentra en su camino, en particular el ADN del núcleo. Los fotones de alta energía expulsan los electrones de las moléculas de la diana, dividiendo directamente las estructuras helicoidales de ADN. Esto ocurre tanto en el tumor como en las células sanas, pero la diferencia fundamental es que las células cancerosas son menos capaces que las sanas de reparar el ADN dañado y volver a unirlo. Se dice que las células sanas tienen «información redundante»: diferentes mecanismos para la reparación del ADN. También se producen efectos indirectos cuando la radiación «ioniza» el agua de las células. Las moléculas de agua —dos átomos de hidrógeno unidos a uno de oxígeno compartiendo dos electrones— son eléctricamente neutras; sin embargo, si la radiación expulsa un electrón de carga negativa el resultado es una molécula de carga positiva, un ion. Este proceso genera los célebres «radicales libres» —a los que son tan aficionados los curanderos—, en particular iones hidroxilos, consistentes en pares de átomos individuales de hidrógeno y oxígeno con una carga negativa que reaccionan con muchos otros átomos y moléculas causando grandes daños en las células cancerosas lo mismo que en las sanas. Unos estudios recientes han demostrado que también existe lo que se llama un «efecto de vecindad» en virtud del cual las células fuera del campo principal de radiación asimismo experimentan alteraciones. Como suele ocurrir con la ciencia, cuanto más se busca, más se encuentra y más se complica todo.

Desde un punto de vista práctico, lo que todo esto significa para mí es que, si mi tumor ha de morir, tardará varios meses; las células malignas con el ADN dañado lo harán —¡ojalá!— cuando intenten dividirse y crecer.

Si el cáncer hubiera estado contenido dentro de la glándula prostática, de modo que el objetivo de la radiación tuviera unos límites claramente definidos, me curaría casi con seguridad, pero probablemente dejé pasar demasiado tiempo y mi cáncer ya ha invadido localmente las zonas contiguas a la próstata (en particular los túbulos seminíferos) y ya no ofrece un blanco claro. De hecho, es bastante probable que haya algunas pocas células cancerosas dispersas fuera del alcance de los fotones de alta energía.

El tratamiento duró un mes, cinco días a la semana, con un total de 60 Gray, que es la unidad de medida de la radiación cuando es absorbida por la materia, en este caso mi cuerpo. Una vez que me colocaban en la máquina, unos brazos robóticos que sostenían unas estructuras en forma de caja aparecían a ambos lados —era como un abrazo tranquilizador— para tomar radiografías normales en las que se veían los fiduciales de oro enterrados en la próstata, que se utilizan para dirigir el haz de rayos X. El haz se orienta con un TAC de planificación que se tomó antes del tratamiento. Es necesario tener la vejiga llena y el recto vacío cuando se hace ese TAC, y lo mismo se aplica al tratamiento, lo que puede suponer algunos problemas. Si las radiografías normales mostraban que todo se encontraba en un estado satisfactorio en el intestino grueso (lo que significaba que la radiación no representaba ningún riesgo), sonaba un timbre. A partir de ese momento, la inmensa grúa de la máquina iniciaba su lenta y solemne rotación a mi alrededor, irradiándome. Cuando se tomaban las radiografías normales, la máquina emitía unos pocos clics formales, pero una vez que empezaba el tratamiento real yo oía el coro de ranas.

Todo se volvió muy rutinario y no tardé en aprender la secuencia de los movimientos y ruidos de la máquina. Sin embargo, cuando llevaba quince días de tratamiento hubo una larga pausa después de las radiografías iniciales. La radióloga volvió a la sala.

—Me temo —dijo en tono de disculpa— que tiene demasiada... —Y en este punto vaciló un momento—. Demasiada materia en el recto. Tendrá que tratar de sacarla.

—Ay, mierda —respondí.

Tras dos horas de arduos esfuerzos y grandes molestias en mi vejiga a punto de reventar, volvieron a aplicarme la radiación. A partir de ese día, siempre aguardaba ansiosamente a que se tomaran las radiografías normales y lanzaba un profundo suspiro de alivio cuando oía el timbre que indicaba que la cantidad de materia problemática en mi interior era satisfactoria. Entonces, la máquina empezaba a girar y a irradiarme y yo sonreía de felicidad. Conforme nos acercábamos al final del tratamiento, el requisito de tener la vejiga llena antes de iniciarlo se había vuelto muy difícil de cumplir, puesto que la radiación provoca una irritación severa. Busqué información sobre la incontinencia en internet y me di cuenta de que existe todo un submundo de la incontinencia y los numerosos dispositivos que se utilizan para tratarla, que van desde pañales hasta pinzas peneanas pasando por sistemas de catéteres. Al parecer, hoy en día se venden más pañales para adultos que para bebés, lo que es una prueba más, por si hiciera falta, de los profundos cambios demográficos que están teniendo lugar en el mundo moderno. Decidí llevar unos pantalones limpios y una muda de ropa interior en las alforjas de la bicicleta cuando la amenaza de la incontinencia se hizo todavía más real. El último día de radioterapia, cuando llegué en bicicleta a Battersea estaba desesperado por orinar y temiendo el oprobio y la vergüenza. De pronto —y como por arte de magia—, un aseo público portátil se materializó debajo de los arcos de ladrillo del puente del ferrocarril, como el Tardis del Doctor Who, pero sin la música electrónica que lo acompaña. Debía de estar allí desde hacía tiempo, para los operarios de una obra cercana, pero yo jamás lo había visto antes. Y estaba abierto. Tras pronunciar una plegaria al santo patrón de los baños, me abalancé en su interior.

El control de la micción, que es como llaman los médicos al acto de orinar, es complejo y poco conocido. Existen unos reflejos relativamente simples entre los receptores de estiramiento de la pared de la vejiga, la médula espinal y el tronco del encéfalo, que dan como resultado un vaciamiento reflejo de la vejiga. Pero estos reflejos están controlados por la corteza cerebral, donde la mayoría de los neurocientíficos creen que se encuentra la conciencia y, por lo tanto, están bajo control consciente. Las lesiones en el área frontal del cerebro suelen relacionarse con la incontinencia. He descubierto que mi vejiga irritable, que cada vez tiene un peso mayor en mi vida, se convierte en un problema mucho menor si estoy ocupado o distraído y mi atención consciente está enfocada en otro sitio. Las oleadas de urgencia urinaria sencillamente desaparecen, por ejemplo, si alguien llama a la puerta de mi casa. Hay diversos fármacos que pueden reducir la urgencia urinaria, pero la mayoría actúa sobre el cerebro: tienen «efectos cognitivos» y están implicados en la demencia. Me sorprendió que no me informaran de ello cuando me sugirieron que los tomara. Tal vez supusieron que yo, como médico, ya estaba enterado. En realidad no lo sabía, pero una breve búsqueda en internet me reveló que me convenía evitarlos.

La última sesión no se hizo con la flamante máquina Bevan, sino con la Brunel, que era más vieja. Tenía marcas de cinta adhesiva y crujía un poco cuando rotaba a mi alrededor, en solidaridad con mis rodillas artríticas. No emitía el sonido de ranas burlonas.

16

Cuando comenzó el primer confinamiento, leí, al igual que muchas otras personas, el *Diario del año de la peste* de Daniel Defoe. Defoe lo escribió sesenta años después de la gran peste que había asolado Londres en 1665 y, al parecer, se basó en gran medida en el diario de su tío; aun así, es una lectura de una extraordinaria actualidad. En uno de sus pasajes, el autor cuenta que muchas personas morían después de sufrir una terrible agonía tanto espiritual como física, pues temían que si postergaban la confesión de sus pecados hasta que fuera demasiado tarde irían a parar al infierno para toda la eternidad. Defoe relata que esas personas, en el lecho de muerte, les rogaban a otros que aún no padecían la enfermedad que rezaran por el perdón de sus pecados.

A diferencia de los contemporáneos de Daniel Defoe, y probablemente de la mayoría de los que se oponen a la muerte asistida, yo no creo en ningún tipo de vida después de la muerte; no acepto la idea de que seré castigado o recompensado cuando me muera ni de que me convertiré en un triste fantasma que rondará el mundo de los vivos. Es cierto que, según demuestran unos estudios, la mayoría de las personas del mundo moderno que están convencidas de que hay vida después de la muerte sólo creen en la existencia del cielo, no en la del infierno, pero una vez que uno acepta la lección de la neurociencia de que los pensamientos y los sentimientos son fenómenos físicos, la idea de una vida eterna parece tan improbable como la de los cerebros de Boltzmann. Pese a todo, conozco a unos pocos neurocientíficos que de una u otra manera se las arreglan para mantener la fe en la vida eterna. Uno de ellos, cuando se enteró de mi diagnóstico, me escribió para asegurarme que la vida no era más que los canapés y el aperitivo del banquete celestial que, según él, nos aguardaba a todos aquellos que habíamos comprado la entrada. Yo no he comprado ninguna entrada. Hasta donde sé, los átomos que me constituyen, producidos hace muchísimos siglos en las supernovas de estrellas moribundas, se reorganizarán en otras formas de materia, no en un banquete celestial. Claro que seguimos viviendo, pero no como entidades conscientes, sino como recuerdos en los cerebros de los que nos sobreviven, al igual que las pirámides, las capillas y las lápidas, que, por supuesto, también son efímeras. Y sin embargo, seguramente tenemos el deber de vivir de modo que dejemos buenos recuerdos, no sólo monumentos funerarios y basura en vertederos, ¿verdad?

Al principio me costaba mucho reconciliarme con el diagnóstico de un cáncer de próstata avanzado, pero, cuanto más pensaba en ello, más me daba cuenta de que lo único que importa es cómo será mi muerte.

Como médico, he visto morir a mucha gente; algunos bien, otros mal. Hay muchas formas de morir: la muerte puede ser rápida o lenta, indolora o dolorosa; puede ser atroz, incluso en la Edad Moderna (por mucho que algunos médicos de cuidados paliativos sostengan lo contrario) o un desvanecimiento sereno y gradual. Y a veces se alarga con cuidados intensivos y reanimación, lo que puede convertirse muy fácilmente en una farsa, en una danza de negación. Pero sólo en muy raras ocasiones es fácil, y la mayoría concluye su vida en un hospital (sólo unos pocos mueren en residencias para enfermos desahuciados), al cuidado de extraños, con poca dignidad y desprovistos de autonomía. Aunque la medicina científica nos ha proporcionado grandes y maravillosas bendiciones, también nos ha traído una maldición. Morir, para muchos, se ha convertido en una experiencia prolongada, aunque hoy en día el dolor severo pueda no ser realmente un problema. Además, la moderna tecnología del diagnóstico puede predecir nuestra decadencia y muerte con mucha antelación, mientras todavía nos encontramos relativamente bien y somos autónomos. Por supuesto que todos sabemos que la muerte es inevitable, pero todo cambia una vez que te han diagnosticado una enfermedad potencialmente letal.

El cáncer de próstata suele extenderse a los huesos, lo que puede ser muy doloroso y prolongar la agonía. Si el tumor se reproduce en la columna vertebral, puede provocar parálisis en las extremidades —en brazos y piernas— bastante antes de que la muerte proporcione una liberación, si bien una intervención quirúrgica puede retrasar la aparición de la parálisis siempre que las metástasis vertebrales aún no hayan provocado una compresión severa de la médula espinal. El cuadro clínico, como lo llaman los médicos, es típico: el enfermo siente un dolor en la espalda que, a diferencia de la mayoría de los dolores en esa zona, no disminuye después de dos o tres semanas; al contrario, empeora y se intensifica por la noche. Tarde o temprano, el tumor empieza a comprimir la médula espinal, ya sea de modo directo o por medio de un aplastamiento vertebral, y quien lo sufre experimenta entumecimiento y debilidad de las piernas. Este proceso sigue avanzando y, a veces en unos días y otras en el curso de varias semanas, conduce a la incontinencia y a la parálisis total. Los neurocirujanos describen a los pacientes en esa última etapa como «aserrados». Si la cirugía se demora hasta ese punto, ya no sirve para nada, los enfermos quedan completamente paralizados hasta que se mueren. Y si tienen mala suerte, la muerte puede tardar bastante.

Operar un cáncer de próstata metastático que ya se ha extendido a la columna vertebral no prolonga la vida, pero, como suele decirse, «es mejor morir de pie» —que sin poder mover las piernas—. Por lo general, merece la pena operar al paciente mientras todavía puede caminar, siempre que sea probable que le queden por lo menos seis meses más de vida. Yo he tratado a muchos ancianos que tenían este problema. Hasta hace poco, era una cirugía sencilla: lo único que se hacía era «descomprimir» la columna vertebral extirpando el tumor y el hueso que estaba presionando la médula espinal. Pero si el tumor ya había provocado un aplastamiento de las vértebras, en la mayoría de los casos la cirugía empeoraba las cosas y era mejor evitarla. Era una decisión fácil de tomar, pese a que se trataba de una cirugía rutinaria y básica, y los pacientes entraban y salían rápido, volviendo al cuidado de su oncólogo lo antes posible. Yo no los veía más; sabía que todos morirían tarde o temprano y no volvía a pensar en ellos. Desde entonces, se han desarrollado toda clase de implantes de metal para tratar el problema de la compresión de las vértebras, tales como un complicado andamiaje de titanio que endereza la columna aplastada y la mantiene rígida. Hoy en día es una intervención que realizan cirujanos especializados; algunos ortopedistas, otros neurocirujanos. Dejé de hacer esa clase de operaciones muchos años antes de jubilarme. El problema es que la decisión se ha vuelto aún más difícil, y cuesta establecer el equilibrio entre los riesgos y los beneficios. ¿Se debe llevar a cabo una cirugía mayor anticipando un deterioro posterior? ¿En qué momento el pronóstico del paciente es demasiado malo para justificar una intervención tan compleja? No tiene mucho sentido operar a alguien a quien le quedan unos pocos meses de vida. Se han desarrollado unos complejos algoritmos —bautizados con largos acrónimos que a los médicos les encantan porque hacen que las cosas suenen más precisas de lo que son en realidad— para guiarlos en la toma de decisiones, pero de todas maneras sigue siendo una cuestión de criterio, y los cirujanos son falibles y a menudo demasiado optimistas.

Lo único claro es que no se gana nada operando a hombres que ya están aserrados. Los médicos residentes son muy criticados cuando permiten el ingreso de esos casos, puesto que implica crear falsas esperanzas y desperdiciar una valiosa cama de hospital cuando, finalmente, lo único que se puede hacer es mandar al paciente de vuelta al hospital que lo derivó. Además, alguien tiene que darles la mala noticia. Recuerdo muy bien un caso así: un hombre de setenta años completamente paralizado de la cintura para abajo; es decir, que no sólo sufría incontinencia y era incapaz de caminar, sino que ni siquiera podía sentarse en la cama sin ayuda. Después de haber abroncado al residente por haberlo ingresado, me sentí obligado a hablar con el pobre paciente. Era de noche, tarde, y él estaba en la cama, iluminado por un pequeño anillo de luz proveniente de la lámpara de la mesita de noche, en una de esas salas con cuatro camas tan típicas del Sistema Nacional de Salud, con cortinas para simular privacidad. Corrí las cortinas y me senté a su lado.

Cuando me presenté, él me lanzó una mirada esperanzada.

No recuerdo exactamente qué le dije, pero no omití que no había posibilidad alguna de que pudiera recuperar algo de independencia. Teniendo en cuenta la gravedad de su parálisis, ni siquiera pude darle esperanzas de que alguna vez pudiera volver a su casa, pese a que me contó que su esposa era discapacitada y era él quien la cuidaba porque todos sus hijos vivían lejos.

Se quedó callado, le di las buenas noches y me marché. Y volví a mi casa en bicicleta pensando en lo que le esperaba.

La palabra «eutanasia» viene del griego y significa, simplemente, «muerte dulce». La idea de que los médicos ayuden a morir a los moribundos no es nueva: Tomás Moro la defendía en su descripción de Utopía, pero sobre la base de una firme creencia en la dicha que aguardaba al devoto en el cielo después de la muerte —el banquete celestial en cuestión—. Hay estudios contradictorios sobre si esta práctica tenía lugar o no en las ancestrales sociedades de cazadores-recolectores; más tarde, el término adquirió un sentido profundamente siniestro, cuando se utilizó para describir los asesinatos en masa de personas discapacitadas y enfermos crónicos perpetrados por el régimen de Hitler en el siglo xx, que consideraba a esas personas «bocas inútiles». La muerte asistida no es lo mismo que la eutanasia, puesto que esta última implica que los médicos maten a los pacientes sin el consentimiento de éstos. Es importante subrayar que la muerte asistida tiene que ver con la autonomía y es decisión del paciente. Antes se la llamaba «suicidio asistido», lo que dejaba todavía más claro que se trataba de una decisión del paciente, y el suicidio, obviamente, no es ilegal.

Ya he escrito en el pasado sobre mi botiquín de suicidio: unos pocos fármacos legalmente obtenidos con los que podría quitarme la vida. Después del diagnóstico de cáncer avanzado, empecé a desesperarme cada vez más imaginándome lo espantosa que podría llegar a ser mi muerte. Me preocupaba que mi botiquín de suicidio fallara; por ejemplo, que vomitara la sobredosis de tabletas. Al borde de la desesperación, llamé a un amigo íntimo, un médico que comparte mi punto de vista sobre la muerte asistida. Prorrumpiendo en llanto, le expliqué el diagnóstico mientras veía a Kate al otro lado de la habitación escuchándome entre lágrimas. Luego discutí un rato con él sobre el cáncer.

—¿No es un poco prematuro? —me preguntó.

—Sí, ya lo sé, pero quiero prepararme para lo peor —repuse, y después de una pausa añadí—: ¿Prometes ayudarme si es necesario cuando se acerque el final?

—Lo prometo —dijo.

Esa promesa me ayudó a aliviar mi agonía, aunque no la eliminó del todo. Por suerte, como médico tengo el consuelo de poder acceder a una muerte más fácil que la que permite la ley del Reino Unido en el caso de que finalmente ése sea mi deseo. Siempre somos libres de suicidarnos, desde luego, pero quitarse la vida no es fácil porque, dado que el acceso a los fármacos apropiados está restringido, tenemos que recurrir a métodos violentos: saltar desde un edificio alto, cortarnos la garganta, ahorcarnos, asfixiarnos o dispararnos con un arma de fuego, como es común en Estados Unidos, donde cada año tienen lugar veinte mil muertes de ese tipo. Sin embargo, esos métodos de muerte no asistida son angustiosos tanto para los suicidas como para sus familias, igual que otros que a menudo ni siquiera se registran como suicidios. Lo digo pensando en lo que me contó la directora de una funeraria, que a menudo le llevaban personas mayores que habían fallecido dejándose morir de hambre. Existe la alternativa —siempre que uno disponga de dinero, puesto que no es nada barato— de acudir a una de esas clínicas de Suiza como la Dignitas de Zúrich, pero, con todo respeto por los suizos, no quiero morirme en ese país. Como la mayoría de la gente, querría morirme en casa.

Por supuesto, soy muy consciente de que tal vez no sienta deseos de suicidarme llegado el momento: muchos preferimos que la naturaleza siga su curso, aunque es habitual que entremos en un estado disociativo en el que una parte de la mente sabe que estamos muriéndonos, mientras que la otra piensa que seguiremos con vida. Lo observé en mi propia madre, cuando agonizaba, así como en varios pacientes. También empecé a detectarlo en mí —aunque todavía no estaba agonizando— cuando me enteré del diagnóstico y fluctuaba enloquecidamente entre la esperanza y la desesperación. Es imposible tener sentimientos opuestos simultáneamente; en cambio, los alternamos de una manera más o menos parecida a lo que hacemos con las ilusiones ópticas. Al final, ante la certeza de que ya no tenemos ningún futuro, pero incapaces de abandonar toda esperanza, el yo coherente y unitario, ese que la neurociencia ni siquiera puede empezar a explicar, se descompone en diferentes partes con creencias disonantes.

Tras los asesinatos masivos de pacientes y presos de los campos de concentración por parte de médicos nazis, así como los experimentos en pacientes involuntarios llevados a cabo por médicos de distintos países, en 1947 se promulgó el Código de Núremberg, que, a su vez, condujo al desarrollo de los denominados «cuatro principios fundamentales de la ética médica»: beneficencia, no maleficencia, autonomía y justicia. La autonomía del paciente es fundamental, y supone que en el Reino Unido tenemos derecho como pacientes a rechazar un tratamiento médico, incluso si esto nos acarrea la muerte. En otras palabras, podemos elegir morir, pero no cómo, cuándo ni dónde: eso sólo lo deciden los médicos. Y sin embargo, como señaló una vez el gran juez reformista lord Denning, el hecho de que en Gran Bretaña la muerte asistida esté ilegalizada significa que es ilegal ayudar a alguien a hacer algo que no es ilegal, lo que es tremendamente ilógico, ¿no?

Hoy en día, muchos países han legalizado la muerte asistida; por ejemplo, Alemania, Austria, Bélgica, Canadá, España, Nueva Zelanda y los Países Bajos. La lista no deja de aumentar, y también lo han hecho varios estados de Estados Unidos. Según el país o el estado, deben cumplirse diferentes criterios, y hay diferentes maneras de llevarla a cabo. En los Países Bajos puede ser mediante una inyección letal; en California, el paciente debe beber un cóctel de fármacos (lo que supone toda clase de procedimientos absurdos para que los pacientes paralizados puedan tomarlo). Hay casos en los que se concede con el argumento de un sufrimiento incurable o sólo si el paciente tiene un pronóstico terminal de menos de seis meses de vida. En la mayoría de esas jurisdicciones, se requiere que unos expertos independientes evalúen las solicitudes y debe haber una demora de algunas semanas antes de que se acepten. En ningún sitio existe la muerte asistida libre. De nuevo en los Países Bajos hubo hace poco una campaña para que se permitiera la muerte asistida aduciendo simplemente que ya se ha tenido una vida «plena», sin necesidad de que exista un diagnóstico terminal o un sufrimiento incurable, pero hasta ahora no ha tenido ningún éxito.

En Gran Bretaña hay una minoría influyente —en particular, algunos médicos de cuidados paliativos de dilatada trayectoria, algunos activistas por los derechos de los discapacitados y ciertos diputados— que se opone de plano a todo tipo de muerte asistida. Sospecho que la mayoría tienen alguna creencia religiosa, pero su fe, por supuesto, es irrelevante para el debate. Apelar a ella sería un argumento *ad hominem*, que consiste en considerar la falsedad de una afirmación tomando como argumento al que la emite, lo que no tiene ninguna relación con la validez de la afirmación en sí. Los políticos acusados de corrupción invocan ese término a menudo, arguyendo que detrás de los ataques que reciben se ocultan «motivaciones políticas», aunque eso no tiene nada que ver con la cuestión de si actuaron de manera corrupta o no.

En 2015, la Cámara de los Comunes rechazó un anteproyecto para legalizar la muerte asistida en el Reino Unido, a pesar de los numerosos sondeos de opinión pública que demostraban que había una mayoría del ochenta por ciento a favor de la legalización. Leer ciertos fragmentos de la transcripción oficial de los debates puede ser una experiencia bastante triste; por ejemplo, aquel en el que un diputado sostiene que los fármacos utilizados para la muerte asistida provocan que el paciente muera de asfixia y son «dolorosos y brutales», lo que o es una mentira descarada o una muestra asombrosa de ignorancia. Otro parlamentario utilizó un argumento contra la muerte asistida que se repite con mucha frecuencia: declaró que era inaceptable porque, según un sondeo de opinión realizado en Oregón, estado en el que la muerte asistida es legal, el cincuenta por ciento de las personas que la solicitaban aducían que no querían ser una carga para sus familias. Omitió mencionar que esa misma encuesta demostró que un número mucho mayor de solicitantes estaban más preocupados por la pérdida de autonomía que la agonía suele conllevar. En todo caso, a mí el argumento de la «carga» me resulta bastante extraño: yo adoro a mi familia, y desde luego no quiero ser una carga para ellos, pero ellos también me quieren y probablemente desearían ocuparse de mí más de lo que yo querría, aunque no quieren que sufra ni les apetece guardar los recuerdos dolorosos de una muerte larga y desdichada. Los principales interesados deberíamos poder decidirlo bajo determinadas garantías legales; no necesitamos parlamentarios santurrones ni médicos temerosos de Dios que nos digan cómo tenemos que vivir o morir. Sé por experiencia que muchas veces el paciente está preparado para morir, pero la familia no le deja marcharse. Al fin y al cabo, son ellos los que se quedan, y la muerte no sólo implica el fin de una vida individual, sino también el duelo de los que se quedan.

El hecho de que la muerte asistida esté permitida en numerosos países significa que ya contamos con pruebas sobre cómo funciona en la práctica. Hasta hace poco no disponíamos de esas pruebas y, por lo tanto, no había manera de rechazar los diversos argumentos hipotéticos que se le oponían, pero ése ya no es el caso, y hasta ahora no se ha verificado en ningún sitio nada de lo que sus opositores en el Reino Unido anunciaban.

Como los que se oponen a la muerte asistida no pueden rechazarla basándose en la autonomía del paciente, puesto que el suicidio no es ilegal, se han visto obligados a introducir una idea nueva: que muchos doctores, parientes y trabajadores sanitarios intentarían persuadir o presionar a las personas vulnerables a fin de que pidieran ayuda para quitarse la vida. Los moribundos, los discapacitados, los ancianos, nos dicen, son «vulnerables», así que la legalización de la muerte asistida terminaría corrompiendo la sociedad y la vida de esas personas vulnerables se desvalorizaría por completo. Lo cierto es que no pueden presentar ninguna prueba concreta que apoye ese argumento —que a mí ya de buen principio me parece inverosímil—. Es completamente hipotético y no se ha visto respaldado por lo que sucede en los países donde la muerte asistida está permitida. Además, pasa por alto la existencia de garantías legales. En el fondo, es un argumento muy similar al que durante años han empleado tanto el lobby de las tabacaleras para oponerse a la prohibición de fumar como el grupo de presión de los combustibles fósiles contra las medidas para mitigar la inminente catástrofe del cambio climático: el objetivo es sembrar la duda. Se trata precisamente de la clase de argumento al que se recurre cuando no se tiene ninguna prueba que apoye una posición, o cuando las pruebas señalan precisamente lo contrario.

Los padres y abuelos de edad avanzada, aducen ellos, sufrirían acoso por parte de sus familias para forzarlos a suicidarse —a fin de deshacerse de ellos o para quedarse con sus bienes—, ya sea de manera directa o maltratándolos y descuidándolos hasta el punto en que la muerte les parezca preferible. En otras palabras, si el suicidio se vuelve demasiado fácil y no lo bastante desagradable, a estas personas vulnerables les harán sentir a tal grado que son una carga o les amargarán tanto la vida que querrán morir. Hay un frase frívola y superficial que resume esta idea: «El derecho a morir se convertirá en la obligación de morir.» Pero aquellos que la repiten se niegan a reconocer su corolario: ningún derecho a morir impone la obligación de sufrir. No existen pruebas de que nada de esto ocurra en los países donde la muerte asistida está permitida, ¿dónde están las colas de ancianos reclamando una muerte asistida por el bien de la sociedad? ¿O realmente pensamos que las familias y el personal sanitario en Gran Bretaña son particularmente insensibles?

La idea de que la prohibición de la muerte asistida actúa como dique para mantener a raya a las sociedades crueles y a un ejército de cuidadores asesinos no deja de ser extraña. Desde luego que en nuestra sociedad hay ancianos maltratados, pero las garantías que acompañan los procedimientos de muerte asistida servirían mejor para identificar y prevenir esos malos tratos que las disposiciones actuales o, mejor dicho, que la ausencia de ellas. Esas garantías pueden adoptar distintas formas, pero, en principio, requieren que unos expertos independientes determinen si la persona que solicita una muerte asistida se encuentra en plena posesión de sus facultades mentales, no está clínicamente deprimida, es consciente de las alternativas y no sufre ninguna coacción. ¿Acaso esos seres ancianos y frágiles estarán tan aterrorizados por sus acosadores que un experto independiente no será capaz de darse cuenta de si los están coaccionando para que se suiciden?

Otro argumento sostiene que la legalización de la muerte asistida puede utilizarse como excusa para reducir el número de residencias disponibles para pacientes desahuciados, cosa que tampoco se ha confirmado en los países que ya permiten la muerte asistida. En éstos, además, la muerte asistida se entiende como *parte* de los cuidados paliativos, no como algo opuesto a ellos. En Inglaterra es perfectamente legal que los médicos receten grandes dosis de opiáceos a los pacientes moribundos, aunque de esa manera se acelere la muerte por depresión respiratoria. Se alega que en estos casos la intención no es matar, sino sólo aliviar el sufrimiento, por lo que no se aplica la ley que prohíbe la muerte asistida. Varios médicos especialistas en cuidados paliativos me han asegurado que esa «sedación terminal» se utiliza en muy pocos casos, y sólo después de hablar con el paciente y la familia (cosa que no sucedía cuando yo era un joven médico), pero, de todas formas, si se permite que los pacientes opten por un tratamiento con sedantes que podría adelantar su muerte, ¿por qué no

215

pueden elegir un tratamiento (es decir, la muerte asistida) que les proporcionaría una muerte rápida, en lugar de una lenta?

Los opositores señalan a los Países Bajos como quien señala a un terreno resbaladizo: aseguran que se está permitiendo que demasiada gente muera de forma prematura. El número de muertes asistidas ha aumentado ligeramente en los últimos años y los opositores afirman que es terrible y una consecuencia inevitable de su legalización en cualquiera de sus formas. Si la situación en los Países Bajos es o no terrible es cuestión de opinión, pero no se ha producido un incremento similar en ninguna de las otras jurisdicciones donde la muerte asistida es legal; todo depende de qué clase de garantías legales se establecen y de la cultura de cada nación. Los holandeses son famosos por hablar sin pelos en la lengua y no eluden las discusiones difíciles, como sí hacemos los ingleses.

Conozco a muchas personas de mi edad que han presenciado cómo al menos uno de sus padres caía en esa demencia que aparece tan frecuentemente con la edad avanzada. Mi propio padre murió a los noventa y seis, después de más de diez años de triste decadencia. La mayoría tememos que nos suceda lo mismo, pero sentimos que no podemos hacer nada al respecto. En esos casos la muerte asistida tampoco es de gran ayuda, ya que, en todos los países que la permiten, la persona que la solicita debe estar en plena posesión de sus facultades mentales; es decir, no estar demente. A veces es posible diagnosticar ciertos tipos de demencia en sus primeras etapas, cuando todavía existe capacidad mental, situación en la que se encuentran algunos de los británicos que acuden a Dignitas. Sin embargo, para tomar una decisión así, se requiere una resolución y una determinación que probablemente no estén al alcance de la mayoría. Probablemente por esa razón en los Países Bajos puede dejarse estipulado por escrito y anticipadamente que uno, si pierde la capacidad mental a causa de una demencia, desea que se lo considere como candidato a la muerte asistida, pero pocos médicos de los Países Bajos están dispuestos a seguir tomando parte en casos así, y yo mismo, por cierto, no me sentiría capaz de administrar inyecciones letales a ancianos dementes, aunque es lo que deseo que hagan conmigo si finalmente sobrevivo al cáncer y sufro demencia, pese a que es posible que mi yo demente sea un feliz vegetal (o no) y que no le apetezca nada morirse. No veo una solución sencilla para este problema. En todo caso, la muerte asistida —a pesar de lo que sostienen sus detractores— tiene poca relevancia para el problema del número cada vez mayor de personas que sufren demencia.

Siempre me ha parecido ilógico que los más fervientes opositores al aborto y la muerte asistida suelan ser religiosos y creer en la vida después de la muerte. Si la vida no se acaba cuando nos morimos, el aborto y la muerte asistida no pueden ser males absolutos. Además, si realmente nos aguarda un banquete celestial en el más allá, ¿por qué retrasarlo? Es como si pensaran que la muerte asistida equivale a hacer trampa, que debemos perecer con sufrimiento para que el alma resucite, que hay algo «natural» en morir de una manera lenta y dolorosa. Algunos incluso afirman que la muerte es una experiencia transcendente, como la describe Tolstói en su novela breve *La muerte de Iván Ilich*. A mí, esa idea me parece repugnante: si hay alguna trascendencia, lo más probable es que la disfruten los testigos, no la persona que está agonizando. Esa sensación de trascendencia mencionada por personas que han tenido «experiencias cercanas a la muerte» —como que les reanimen después de ahogarse o sufrir un infarto, o cuando caen desde una gran altura sobre unos árboles cubiertos de nieve—probablemente se limite a personas que se enfrentan de pronto a una muerte inminente con plena conciencia de ello, algo bastante distinto de sufrir una agonía prolongada en la cama.

El miedo a la muerte nos hace muy difícil mirarla de frente y ver la forma de morir como un problema práctico, como una cuestión de elección que puede regularse con una ley y no como un innegociable mandato divino. Todos tememos la muerte, pero para la gente con convicciones religiosas existe la angustia añadida de la posibilidad de que su fe esté equivocada, de que no haya ni alma ni esencia humana ni vida después de la muerte, de que la muerte sea definitiva y no haya nada más; que no seamos más que un cerebro y que éste, al igual que el cuerpo, esté hecho de materia, de átomos y partículas elementales, de ceniza y polvo de estrellas.

Ayudar a una persona a tener una muerte serena y digna que ella misma haya elegido es un acto de consideración y de amor. Los detractores de la muerte asistida insisten en que, aunque la muerte entrañe un gran sufrimiento, es nuestro deber soportarlo hasta el final, pero jamás han presentado una sola prueba convincente de que nuestro sufrimiento sea beneficioso para otros. También son incapaces de ver que hay una profunda diferencia entre ayudar a alguien a que ponga fin a su vida y alentarlo a que lo haga. Aseguran que son compasivos, pero en realidad son responsables de mucho sufrimiento.

17

Cuando acabé las sesiones de radioterapia, volví a asistir a las reuniones del Departamento de Neurocirugía donde había sido cirujano principal. Al principio me costaba mucho —sobre todo por las dificultades para levantarme de la cama por las mañanas—, pero cada vez me sentía más atraído por la idea de volver a ser un médico; no para tratar pacientes, sino para enseñar. La pandemia del covid había puesto fin a mi trabajo en el extranjero —que, como he contado ya, había tenido lugar principalmente en Ucrania, Nepal y Albania— y estaba empezando a aburrirme. Además, como la mayoría de los cirujanos, siempre he pensado que enseñar a la próxima generación es una parte integral de la cirugía: se trata de un oficio en el sentido más concreto de la palabra y, como en todos los oficios, la relación entre maestro y aprendiz suele ser profundamente enriquecedora. El caso es que echaba de menos enseñar, pero no operar, aunque antes me encantaba. Al igual que muchos cirujanos jubilados que conozco, a estas alturas me enorgullezco más de los éxitos de los cirujanos que he ayudado a formar que de todos los pacientes a los que he tratado a lo largo de los años. Es un gran privilegio formar parte de una tradición tan importante. Porque, aunque operar es una sensación intensamente personal, todo lo que haces como cirujano es, en realidad, la culminación del trabajo que innumerables cirujanos llevaron a cabo antes que tú. Estás en la cumbre de una montaña de guijarros, y, si tienes suerte, tal vez puedas añadir algunos pocos guijarros de tu cosecha.

Hace muchos años introduje la costumbre de celebrar todas las mañanas una reunión donde los médicos más antiguos del departamento y los jóvenes residentes pudieran congregarse para hablar de los casos del momento. Desde el principio se decidió que no sería una reunión de «traspaso de información» en que un médico compartiera los resultados de las pruebas y en general la situación de cada paciente, sino un encuentro donde se debatiría cómo había que diagnosticarlos y tratarlos y cómo se tomarían las decisiones. El objetivo ha sido siempre promover la enseñanza y el espíritu de equipo, en vez de someternos a una aburrida recitación de hechos y cifras.

Las reuniones se desarrollan así: el cirujano residente de guardia presenta un caso y los jóvenes residentes y yo discutimos el diagnóstico y proponemos el tratamiento. Se trata, en el fondo, de ir construyendo un relato a partir del historial del paciente. Esas sesiones siempre me han encantado.

Diagnosticar a partir de la relación de los síntomas del paciente y los «signos» encontrados en la exploración física es un acto creativo, y sólo después de construir el relato miramos las imágenes de las pruebas y comprobamos si hemos acertado o no. Yo me equivoco a menudo, pero es importante demostrar que no soy infalible. Además, ahora enseño como un enfermo de cáncer y trato de transmitir a los residentes cuán grande es la distancia que los separa de sus pacientes y cómo deben intentar no dejarse corromper por el poder que tienen sobre ellos. No recuerdo haber recibido ninguna formación cuando estudiaba sobre cómo debía hablarles a los pacientes, pero al menos hoy en día la carrera de medicina incluye algunas clases de comunicación.

Después de examinar un escáner cerebral que revela problemas graves, con el paciente inconsciente e *in extremis*, es habitual que pregunte:

—¿Qué le dirás a la familia del paciente?

—Diré que tiene un mal pronóstico... ejem... que la presión intracraneal es elevada y que... ejem... el cerebro muestra señales de desplazamiento... —empieza a contestar el residente, pero, por lo general, yo lo interrumpo.

—¡Venga ya! —exclamo—. ¿Y eso qué cojones significa? La familia no va a entender nada. —Luego debatimos sobre cómo transmitir una mala noticia con un lenguaje claro y sencillo—. Siempre tenéis que estar sentados —explico—, y que no parezca que tenéis prisa, aunque sea el caso. Y que sea fácil de entender. Y hablad lo menos posible, no tengáis miedo del silencio.

Dirigir bien esta clase de reuniones es un arte. Me gustaría pensar que no lo hago mal, aunque debo hacer grandes esfuerzos por no hablar demasiado y monopolizar la conversación. Siempre hago un esfuerzo para ponerle nombre a quien me hace alguna pregunta —aunque no es fácil porque hay treinta residentes en ese departamento y no siempre consigo recordar cómo se llaman, por no hablar de que a menudo ni siquiera los reconozco con las mascarillas que utilizan a causa de la pandemia— y procuro hacer lo mismo cuando soy yo quien le pregunta a alguien, porque si uno formula preguntas sin dirigirse a nadie en particular la respuesta suele ser el silencio; en cambio, la amenaza de que de pronto yo le haga una pregunta a alguien que está distraído y me burle de él porque estaba en la luna obliga a todos a prestar atención. También es importante bromear y contar anécdotas, en especial relacionadas con errores del pasado. Uno de los deberes más importantes de los médicos veteranos es ayudar a los residentes a que no cometan los mismos errores que uno ha cometido.

No obstante, volver a participar en esas reuniones matinales ha tenido un precio: he perdido casi completamente esa distancia que antes me separaba de los pacientes como si fuera un semidiós o algo parecido. A menudo, el caso de algún anciano con una parálisis progresiva causada por un cáncer de próstata me hace experimentar una horrible punzada de temor y angustia sabiendo que, tarde o temprano, se celebrará una reunión clínica en que se contará el final de mi historia y se revisaran pruebas en las que figure mi nombre.

Ya he contado que, poco antes de jubilarme, me había comprado la desvencijada casita del guarda de la esclusa del canal de Oxford, pues tenía planeado dejar Londres y mudarme con Kate precisamente a Oxford, donde vive Kate y donde yo mismo viví hasta que tenía diez años. Kate tiene un apartamento en el centro desde hace muchos años, pero allí no caben todas mis herramientas y libros, la mayor parte de las cuales encontrarían acomodo en la casita. Sin embargo, el covid y el cáncer lo cambiaron todo. Mis tres hijos y mis nietas viven en Londres y, como les sucede a la mayoría de las personas al final de su vida, me di cuenta de que deseaba estar cerca de ellos. Cuando mis hijos eran pequeños, mi prioridad era el trabajo, así que los tenía abandonados, y no quiero cometer el mismo error con mis nietas. Pero ese cambio de planes provocó que me resultara cada vez más desagradable la idea de tener dos hogares que están vacíos la mayor parte del tiempo, y también decidí que la época en que daba la vuelta al mundo para enseñar y dar conferencias había llegado a su fin. De modo que, en lugar de vender la casa de Londres, voy a vender la vivienda de la esclusa, a pesar de los siete años de duro trabajo que he invertido en su renovación.

Ahora que he tomado esa decisión, para mi sorpresa, cuando voy a la casita —normalmente en bicicleta por el camino de sirga, pues no se puede acceder desde la carretera— no me siento particularmente triste por renunciar a ella. En cambio, me da mucha satisfacción saber que la he rescatado y le he brindado una nueva vida. A partir de ahora la habitarán otras personas, mucho después de que yo haya muerto, y eso me parece mucho más importante que cualquier uso que yo pudiera darle durante lo que me queda de vida.

Una de las primeras cosas que hice después de comprarla fue plantar en el jardín un total de seis manzanos —de la variedad *Malus domestica*— y un nogal —*Juglans regia*—, además de cientos de narcisos y bulbos de tulipán. Construí para mis nietas una hamaca de color rojo vivo en un estilo más o menos parecido a las puertas japonesas llamadas *torii*. Está instalada de cara al lago, donde hay juncos y cisnes, y al lejano terraplén del ferrocarril. A menudo, una garza se queda inmóvil como una estatua en la parte poco profunda del agua, pero en cuanto me ve abre las alas y se aleja volando lentamente.

En el jardín, encontré dos ruinosos cobertizos construidos con chapa ondulada negra, muy oxidada ya, en un estilo típico de la región que hoy en día es muy difícil de encontrar y que me gusta; de modo que contraté a unos obreros para que desmantelaran uno de los dos y lo reinstalaran sobre un suelo firme utilizando la chapa ondulada original y unas pocas planchas adicionales. Coloqué enrejados de madera en las paredes y planté rosas trepadoras que espero que florezcan. Ése iba a ser mi nuevo taller, que sustituiría el que tengo en Londres.

Hace poco, después de instalar una flamante puerta de dos hojas que era muy pesada y me dio mucho trabajo, volví en bicicleta al piso de Kate por el camino de sirga y vi un helicóptero revoloteando como un airado avispón sobre el centro de Oxford.

—Hay una manifestación en la calle principal para reclamar que retiren la estatua de Rhodes —me informó Kate cuando llegué.

Cecil Rhodes —el racista e imperialista británico de finales del siglo xix— donó grandes sumas de dinero a Oriel, uno de los *colleges* de la Universidad de Oxford, donde había estudiado, por eso en la fachada que da a la calle principal hay una estatua suya. Hasta entonces yo no me había fijado en ella.

—Atacar estatuas es de necios —repuse.

Discutimos al respecto durante un rato. Kate estaba totalmente a favor de hacer algo contra las estatuas de esclavistas y racistas, yo opinaba que era un terreno resbaladizo y que no estaba claro cómo acabaría el asunto.

—Retirar estatuas no es algo que borre el pasado —dije—. ¿Dónde pondremos el límite?

—En algún punto —respondió ella—, y podemos debatir cuál debería ser ese punto.

Me fui a la cama bastante irritado. Kate y yo casi nunca discutimos, pero cuando lo hacemos ella casi siempre tiene razón, cosa que me da mucha rabia.

Desde que me diagnosticaron el cáncer me resulta imposible dormir por la noche. No sé si es un efecto de la terapia hormonal o de la inquietud e infelicidad que me causa saber que tengo una enfermedad potencialmente letal. Puede que no sea más que la vejez. Concilio el sueño fácilmente, pero siempre me despierto en medio de la noche y no puedo volver a dormirme durante una hora o más. He aprendido a aceptar esta situación y paso ese tiempo inventando cuentos de hadas para mis nietas, lo que, por lo general, me ayuda a dormirme nuevamente. Supongo que en realidad lo que hago es contarme a mí mismo una historia para dormir. El día de la discusión con Kate tuve una pesadilla horrible que me hizo despertarme en la madrugada: soñé que estaba en la casa de Londres donde viví con mi familia después de que dejáramos Oxford.

Era una casa adosada de estilo Reina Ana en Clapham, que en la década de 1960 era un barrio muy poco elegante, razón por la cual mi padre podía permitirse vivir allí. Antes de llegar nosotros funcionaba como casa de huéspedes, así que hubo que desmontar por lo menos seis cuartos de baño. Pero era muy bonita: tenía tres plantas y un sótano, habitaciones de techos altos y grandes ventanas de guillotina que daban a Clapham Common. Había revestimientos de madera en todas las estancias, grandes tablones de madera en el suelo y una chimenea en cada habitación con una bonita parrilla de hierro forjado. También una imponente escalera de roble con barandillas de madera torneada. Incluso hoy, veinte años después de que sacáramos a mi padre demente de su magnífico hogar, lo trasladáramos a un apartamento cercano y vendiéramos la casa, puedo recorrer mentalmente cada estancia y recordar cada detalle: el crujido de algunas de las tablas del suelo, el tacto de los balaustres torneados, el olor de los libros del estudio de mi padre...

En el sueño, yo me encontraba en mi cuarto, en la última planta. Había encendido la chimenea, pero entonces me daba cuenta de que las llamas se habían extendido y la casa empezaba a arder. Miraba por una grieta entre las tablas del suelo y alcanzaba a ver un fuego voraz, era como mirar por la boca de un volcán y contemplar la lava revolviéndose en sus profundidades. Desesperado, vertía una pequeña jarra de agua en las llamas, pero éstas se volvían aún más intensas. Casi nunca tengo pesadillas, pero, cuando las tengo, por lo general me doy cuenta de que estoy soñando y me despierto. De modo que me desperté, pero la profunda angustia del sueño me acompañó hasta bien entrada la mañana.

Me pareció que expresaba ese temor profundo —que en algunos casos se mezcla con la culpa— que muchas personas privilegiadas y adineradas sienten ante otros menos afortunados. Yo había rechazado conscientemente el argumento de Kate, pero era como si mi yo inconsciente y dormido lo hubiera aceptado y hubiera convertido esa aceptación en la historia del sueño. Al pensar en lo que había soñado, caí en la cuenta de que había experimentado un cambio radical en mis opiniones y mis sentimientos respecto a ese problema.

Cuando era niño estudié sobre el tráfico de esclavos y la importancia que tuvo para financiar la revolución industrial británica y la guerra contra Napoleón. Me lo enseñaron como algo que había ocurrido mucho tiempo atrás y que no tenía ninguna relevancia en el mundo moderno; sin embargo, cuando pienso en los descendientes de los esclavos de Gran Bretaña y en los de otras razas subyugadas que viven en este país y son tan británicos como yo, veo las cosas de un modo muy distinto. ¿Por qué tienen que enfrentarse cada día a estatuas que glorifican a los opresores de sus antepasados sin que haya ningún reconocimiento de culpabilidad? Así como nos enorgullecemos de la historia de nuestra nación —como nos exige el Gobierno actual—, ¿no deberíamos avergonzarnos también?

Y luego está la imagen de los inmigrantes desesperados atravesando el canal de la Mancha, o congelándose en la frontera polaca mientras tratan de escapar de países destrozados por la guerra y la contienda civil, países donde se utilizan armas fabricadas por las naciones «avanzadas» y los conflictos bélicos tienen que ver con los recursos minerales que necesita nuestra denominada «civilización». Cada vez veo menos cosas de las que sentirme orgulloso.

Y cuando las consecuencias del cambio climático se hagan sentir y suba el nivel del mar, las migraciones de hoy no serán nada comparadas con las que vendrán en el futuro: mis nietas vivirán en un mundo profundamente diferente del mío.

18

Los confinamientos del covid trajeron el Zoom y el FaceTime, y así pude contarles cuentos a mis tres nietas desde el iPhone. Hace dos años que lo hago casi cada noche, a veces incluso improvisando una historia sobre la marcha, a la desesperada.

Cuando empecé me resultaba bastante fácil, aunque las historias eran tan poco originales que me daba vergüenza. Pero, por otra parte, es bien sabido que hay un número limitado de tramas en los relatos humanos, centradas en el denominado «monomito» del héroe o heroína que emprende una búsqueda y regresa transformado. En mis cuentos, el personaje principal era, por supuesto, una niña, aunque con los meses iban apareciendo tantos personajes secundarios que me costaba recordar sus nombres. Para mi alivio, mis nietas también los olvidaban.

El personaje principal se llamaba Olesya, que es un nombre ucraniano, como homenaje a ese país turbulento y marginal que quiero tanto. Olesya vive en una casa en Inglaterra con su tía ucraniana. No se sabe cómo ha llegado hasta aquí ni qué les ha ocurrido a sus padres (los padres suelen ser un inconveniente en casi todos los cuentos infantiles y hay que quitárselos de encima cuanto antes). En el dormitorio de Olesya hay una puerta mágica que sólo se abre a medianoche cuando hay luna llena. En principio, el cielo debe estar despejado para que la luz de la luna pueda iluminar un camino que se oculta entre las tablas de roble del suelo del dormitorio y que lleva a la puerta mágica. Es probable que la puerta se creara en los Cárpatos. No estoy del todo seguro de si puede abrirse cuando está nublado, pero por suerte parece que esto último nunca sucede.

La puerta da a un campo de flores que está en el País de las Hadas, donde hay un sendero que lleva al Castillo de las Hadas.

Al principio, los cuentos eran bastante sencillos y obvios; por ejemplo, hay una malvada bruja de la lluvia que hace que en el País de las Hadas llueva todo el tiempo y se produzcan inundaciones que amenazan el Castillo de las Hadas, así que Olesya emprende un viaje para enfrentarse a la bruja y en el camino encuentra animales mágicos que saben hablar y que le entregan unas armas mágicas con las que puede derrotarla. Valiéndose del principio de cantilever, Olesya construye un puente con troncos de árboles y cuerdas para cruzar un barranco al fondo del cual hay unos hambrientos cocodrilos. A estos cocodrilos les apasionan los plátanos, que pueden utilizarse para distraerlos mientras se construye el puente; por suerte, hay abundantes plátanos en la zona. La bruja de la lluvia reside en un laberinto tridimensional con forma de espiral ascendente, en el centro de la cual hay una casa de muñecas. Para poder habitar allí, se ha miniaturizado. Una servicial serpiente le ha regalado a Olesya una herramienta mágica con la que puede ver a través de las paredes, y ésta termina siendo fundamental para recorrer el laberinto. En lugar de cama, la bruja duerme en una bañera con el grifo permanentemente abierto. Olesya consigue miniaturizarse con la ayuda de un tigre mágico y derrota a la bruja de la lluvia sacando el tapón de la bañera; a continuación, valiéndose de un secador a pilas que le ha regalado otro animal mágico, la convierte en un maloliente polvo verde. Más tarde descubrimos que la bruja de la lluvia tiene un hermano que también es un malvado hechicero y que se venga del País de las Hadas con una gran máquina de humo que impide el paso de la luz del sol, pero Olesya también lo vence, esta vez con el auxilio de unos amables dragones de la zona dirigidos por su jefe, el dragón rojo Razubel.

En el ático del Castillo de las Hadas hay una gran biblioteca con muchos volúmenes útiles. Christabel, una amiga de Olesya, vive con una unicornia huérfana que padece de la temida Enfermedad del Cuerno Caído. La unicornia —que me parece que se llama Florinda—, se siente tan avergonzada que se niega a dejarse ver en público y se esconde en su establo. Por suerte, Olesya encuentra un libro llamado *Los unicornios y sus enfermedades* y Florinda termina curándose, pero he olvidado cómo lo consigue. En un cuento posterior, mis nietas se enteraron de que Florinda había quedado huérfana cuando el témpano en el que estaba de pie con sus padres se quebró como consecuencia del cambio climático.

En otro relato, Razubel se deprime profundamente y se niega a salir de su habitación del Castillo de los Dragones. Resulta que está locamente enamorado de la hermosa dragona blanca Eddfa, pero los parientes de Eddfa son unos racistas que no quieren saber nada de que ella se case con un dragón rojo. Los dragones blancos viven debajo de un glaciar y suelen sufrir crueles ataques de unos monstruos de hielo. Cuando Olesya y Razubel vencen a los monstruos de hielo, los dragones blancos se olvidan de sus prejuicios y Eddfa y Razubel pueden contraer matrimonio.

Así como hay un número limitado de historias, hay también un número limitado de direcciones en que uno puede desplazarse; sin embargo, se pueden cruzar océanos y desiertos y escalar montañas (cosas que Olesya ha hecho en numerosas ocasiones), y también se puede pasar por encima o por debajo de ellos. Así surgió una historia sobre un monstruo marino que secuestraba sirenas y las encadenaba en su jardín en el fondo del océano como si fueran estatuas vivientes. Olesya las rescató y derrotó al monstruo valiéndose de un submarino construido por Inginia, el hada ingeniera, quien fue cobrando un papel cada vez más importante en esos relatos. Inginia era capaz de construir casi cualquier cosa, por ejemplo una tuneladora, de modo que cuando aparecieron unos socavones en el País de las Hadas Olesya pudo visitar a los elfos de la tierra, que estaban provocando ese problema porque cavaban demasiado. Ella les enseñó a reforzar los túneles con puntales de pozo, y el rey de los elfos de la tierra, la recompensó con esmeraldas y rubíes. Además, mientras estaba bajo tierra, Olesya descubrió una raza de dragones que llevaban siglos enteros atrapados allí y habían olvidado cómo volar; los sacó a la superficie con ayuda de la tuneladora y su amigo Razubel les impartió clases de vuelo. Olesya le dio las esmeraldas y los rubíes a Razubel, quien los puso en una cadena y se los colgó del cuello.

Pero en este punto desaproveché una oportunidad: podría haber hecho que los dragones no pudieran volar nunca, como los dodos, y de esa manera les habría explicado a mis nietas el principio de la selección natural de Darwin. (Por supuesto que siempre podría haberse recuperado rápidamente la función de sus alas atrofiadas y revertir los efectos de la evolución mediante algún truco de magia, una vez que volvieran a estar al aire libre.) Olesya y Christabel, a lomos de un dragón, consiguieron reunirse con las bondadosas criaturas de las nubes que viven en el cielo. Esas criaturas de las nubes, que tenían ojos grises, quedaron muy agradecidas con las chicas por haber rescatado a un pequeño cachorro de nube que había caído al suelo, para lo cual se valieron de un inflador construido por Inginia: tras llenar al cachorro de aire, lo ayudaron a remontarse hacia el cielo. Olesya también hizo las veces de árbitro cuando tuvo lugar una fuerte disputa en el mundo de las nubes entre los cirros y los cúmulos, que se peleaban por el derecho de ocupar la posición más elevada en el cielo. Pero mi imaginación fue flaqueando y, cuando dieron las siete de la tarde y faltaba poco para la hora de ir a la cama, mis nietas se enteraron, para su desilusión, de que las criaturas de las nubes no eran muy talentosas en las artes de la conversación y tenían poco que decirles a las heroínas, por lo que el cuento llegó a su fin.

Inginia también construyó un cohete espacial para que Olesya pudiera visitar la luna, donde conoció a las hadas lunares y llevó un montón de mariposas con colas largas y peludas en un intento (fallido) por tratar de controlar con medios biológicos una plaga de ratones cuya aparición es complicada de explicar, pero que tiene que ver con el queso. Mientras construía un gigantesco telescopio espacial en el lado oscuro de la luna (que, por supuesto, en realidad no es oscuro), Olesya conoció a Fondrok, el oso lunar, cuyo pelo está hecho de plata pura y con quien exploró el universo por medio de su telescopio. A Fondrok le gustaba tanto el chocolate que se volvió adicto, pero Olesya lo ayudó a abandonar el hábito.

A pesar de lo que establece el monomito, sus aventuras no transformaron a Olesya; en cambio, fueron las historias las que se transformaron. Al menos, la magia empezó a confundirse con la ingeniería. Inginia, el hada ingeniera, lograba resultados casi mágicos en su taller. Cuando unos alienígenas del espacio exterior invadieron el País de las Hadas, el rey y la reina no pudieron imponer su liderazgo y sólo los esfuerzos de Olesya lograron salvar la situación, pero entonces estalló una revolución e Inginia fue elegida democráticamente como líder de las hadas, aunque de todas maneras, y a pesar de mis objeciones, mis nietas insistían en referirse a ella como reina de las hadas.

A mis nietas les gustaban especialmente los cuentos sobre los siete dragones bebé, las crías de Razubel y Eddfa, que habían nacido después de que sus huevos eclosionaran. Había dos bebés rojos, dos blancos, uno blanco con lunares rojos y otro rojo con lunares blancos, y en cada par había un macho y una hembra. El séptimo era rosa y de género indeterminado, pero los otros dragones lo querían mucho.

Olesya y Christabel habían tenido que rescatar los huevos y, cuando éstos rompieron el cascarón, también tuvieron que rescatarlos más de una vez de las garras de unas brujas malvadas a quienes les chiflaban los bolsos de diseño hechos con la piel de dragón bebé. Las brujas eran malas, pero no eran viejas desdentadas con bigotes y nariz torcida, sino jóvenes y hermosas, así como terriblemente vanidosas. A pesar de que Olesya y Christabel poseían unas espadas mágicas, a mí no me gustaba añadir mucha violencia a mis relatos, aunque en la mayoría de los cuentos infantiles la violencia extrema cumpla un papel muy importante. Por eso introduje el imperio de la ley en el País de las Hadas: si hacías una promesa y no la cumplías, te morías. De este modo Olesya y Christabel deshacían innumerables entuertos sin tener que recurrir a decapitaciones (aunque no pude evitar que se colara la ocasional decapitación de algún duende especialmente desagradable).

¿Los cuentos de hadas deberían ser una evasión del presente o una preparación para el futuro? Yo creo que son una forma de juego, y el juego es universal entre los niños y los animales de corta edad. ¿Cómo se puede dudar de que los animales tienen sentimientos iguales a los nuestros cuando uno ve jugar a los cachorros? Fue la evolución la que impuso el juego en los pequeños, puesto que el cerebro no puede desarrollarse sin jugar: es una forma de preparación para la independencia y, al mismo tiempo, una celebración de la maravilla del mundo y de nuestra capacidad de imaginar otros mundos que no existen.

La neurociencia nos dice que la realidad es un constructo fabricado por nuestro cerebro a partir exclusivamente de esos aspectos del mundo exterior que hemos necesitado percibir para sobrevivir y reproducirnos. Vivimos en un modelo del mundo, en una especie de cuento. Esas intensas sensaciones de que existe una trama y una narración en nuestro sueño, incluso aunque parezca incomprensible, sugieren que dar sentido al mundo contándonos historias es una parte fundamental de lo que significa ser humano. Los cuentos de hadas tratan de lo que en realidad no sucede, y es por eso por lo que habitualmente terminan con la frase: «... y vivieron felices para siempre.»

19

Ha pasado un año desde que me diagnosticaron el cáncer. Ahora me he unido a la gran clase marginada de pacientes con enfermedades tratables, pero probablemente incurables, cuyas vidas están dirigidas por los médicos. Nuestra existencia avanza a trompicones entre prueba y prueba, entre análisis de sangre y análisis de sangre, como si nos hubiesen puesto en animación suspendida. Y sin embargo, habida cuenta de mi edad, nada ha cambiado mucho. En cualquier caso, me estoy acercando al final de la vida, y que me curasen sólo significaría que moriré de otra cosa.

No me ha sido fácil reconciliarme con la proximidad de mi propia muerte, ya sea provocada por el cáncer que me están tratando o —si el tratamiento tiene éxito y me curo— por la demencia a la que temo más que a la muerte. De las dos posibilidades, la de morir de cáncer me parece preferible, sin duda. No es una manera agradable o reconfortante de pensar, pero, si tengo que morirme de cáncer y me espera una agonía terrible, espero que en este país legalicen la muerte asistida a tiempo y pueda contar con alguna libertad de elección respecto a cómo, cuándo y dónde morir. No obstante, me sigue resultando difícil escapar a mi profundo optimismo biológico —con el que la evolución me ha bendecido y maldecido al mismo tiempo— según el cual todo irá bien y, de algún modo, podré salvarme y eludir la muerte. Percibo la misma insensatez en mi despreocupación inicial —compartida por muchos— de la pandemia de covid, pero la veo también, y eso es peor, en el catastrófico cambio climático que está teniendo lugar y en el hecho de que, sabiendo claramente lo que va a ocurrir si no hacemos algo al respecto, no tomemos ninguna medida efectiva para impedirlo. Como la mayoría de las personas de mi edad, me atormenta pensar en el futuro que les espera a mis nietas y en el planeta arruinado que mi generación probablemente les deje. Pero tenemos el deber de ser optimistas; si no lo somos y, en consecuencia, nos quedamos de brazos cruzados, entonces seguro que ocurrirá lo peor.

A las nueve de la noche, cuando oscurecía y empezaban a salir las estrellas, salí de la casita de la esclusa y tomé el camino de sirga arrastrando el pequeño y desvencijado carro de cuatro ruedas que utilizo para trasladar materiales de construcción. Lo había cargado de cojines y mantas. Me encontré con mi hija y su familia en el puente donde termina el sendero que llega al canal. Mis nietas se subieron alegremente al carro, se cubrieron con las mantas y yo las arrastré de regreso por el camino hasta la casita, donde había encendido un fuego en la estufa y había puesto bolsas de agua caliente en las camas, así como sábanas recién lavadas y planchadas. Esa labor (sumada a la de quitar las numerosas telarañas de la casita, puesto que Iris, mi nieta mayor, padece aracnofobia moderada) me había llevado toda la tarde. Las chiquillas lanzaban exclamaciones de entusiasmo cada vez que veían a algún murciélago volando en el cielo y señalaban las estrellas, que ellas podían ver con mucha más claridad que yo. Pasamos junto a las barcazas amarradas en la vera del camino; en algunas de las cuales, a través de los ojos de buey, podían verse luces encendidas y siluetas borrosas. Una bruma flotaba a baja altura sobre el canal.

Me acordé de que mi madre me había contado uno de los recuerdos más nítidos de su infancia, cuando, en una noche de otoño, su madre la había llevado en un carro, tapada con un abrigo de piel, bajo el cielo estrellado del campo alemán a principios de la década de 1920. Iban a la estación de ferrocarril próxima a Biere, una pequeña aldea de la región del Altmark, al sudoeste de Berlín, después de haber estado en casa de sus abuelos. Su abuelo era el médico de la localidad, y mi madre también me contó lo fascinada que se sentía cuando lo veía trabajar colocando una botella vacía en la axila del paciente y luego tirando del brazo para reducir un hombro dislocado o conteniendo la hemorragia de la arteria de un campesino que se había cortado con una hoz. Tal vez esas historias hayan influido en mi decisión de dedicarme a la medicina. Mi madre, desde luego, estaba muy contenta con mi elección, pese a los disgustos que yo les había causado a ella y a mi padre antes de tomarla.

En la pared de la cocina tengo una fotografía de ella a los once años, con su hermana mayor y su hermano menor, tomada en 1929 en Magdeburgo. Es una foto muy buena, todos los días la contemplo durante un rato.

Los tres miran a la cámara, de manera que sus inquisitivos ojos, en blanco y negro, te siguen por toda la estancia. Mi madre y su hermana Sabine llevan unas sencillas blusas blancas, mientras que su hermano Hans Marquadt va con traje de marinero. Habían pasado seis años desde que la hiperinflación alemana hiciera que sus padres perdieran casi todos sus modestos ahorros. Ya había empezado la depresión, y los nazis estaban en ascenso, pero ellos no podían tener la menor idea de lo que el futuro les deparaba. Sabine se convertiría en una

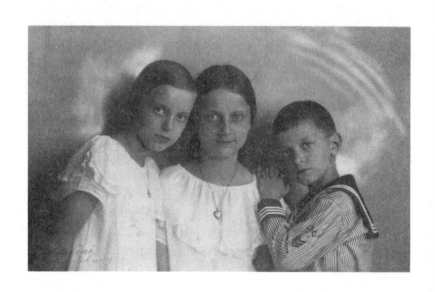

entusiasta del partido nazi; mi tío, en un piloto de caza del temible escuadrón Schlageter 26 de la Lutwaffe, y mi madre, en una disidente que huyó a Inglaterra después de que la denunciaran a la Gestapo en 1939. Sabine murió en un bombardeo británico en Jena en 1945, y el avión de Hans Marquadt fue derribado sobre Kent en 1940. Él cayó prisionero y sobrevivió a la guerra, pero nunca se casó y murió de alcoholismo en 1967.

Mi madre escribió unas memorias en las que trabajó durante muchos años; después de su muerte, mi hermano y mi hermana mayor las corrigieron y las publicaron privadamente. Están escritas en un inglés perfecto. Cuando hace poco las releí, descubrí avergonzado que no las había leído bien la primera vez. Relatan una pérdida devastadora: su familia, su pasado, su cultura y su infancia, todo fue destruido por los nazis y la guerra. Cuenta que en su familia —muy unida y cariñosa— había una regla muy estricta según la cual jamás había que hacer una pataleta por nada: «*Stell dich nicht so an!*» Hasta cierto punto, ella impuso la misma regla a sus cuatro hijos en Inglaterra, aunque conmigo fracasó estrepitosamente. En su libro la sigue al pie de la letra y describe la destrucción de su pasado con palabras contenidas y sobrias a un grado casi exasperante, puesto que puede percibirse toda la pasión que se oculta detrás de ellas.

Leer ese libro me inspiró un gran anhelo de volver a hablar con ella, no sólo para tranquilizarla y asegurarle que he triunfado de un modo que ella habría aprobado, sino porque me he dado cuenta, con profunda tristeza, de que mientras ella vivía yo estaba tan metido en mi propia vida que mostré muy poco interés en la suya. En el libro describe cómo, cuando la interrogó la Gestapo, negó su pertenencia a la Iglesia confesante, que era una agrupación antinazi. El día antes había destruido su carnet de socia como precaución. Eso le dejó, según cuenta, la sensación de que había traicionado tanto su fe como a los dos colegas junto a los cuales la habían detenido. A ellos los juzgaron y sentenciaron a penas de prisión, mientras que mi madre pudo huir a Inglaterra antes del juicio, donde tendría que haber comparecido como testigo. Yo jamás supe lo culpable que se sentía por haber sobrevivido, y nunca hablamos de ello.

¿A qué se debe que sólo en la vejez, cuando estoy más cerca de la muerte, haya llegado a entender mucho más sobre mí y mi pasado? Somos como pequeños barcos que nuestros padres lanzan al océano, y navegamos alrededor del mundo, dando la vuelta completa, para finalmente regresar al muelle desde el que zarpamos, pero entonces nuestros padres se han ido tiempo ha.

Mi madre adoraba a sus abuelos y su jardín, que describía como un paraíso. Setenta años más tarde, poco antes de su muerte por cáncer de mama a los ochenta y dos, mi hermano y yo, sin saber que eran sus últimos días, la llevamos a su ciudad natal, Magdeburgo, y luego a Biere, donde vivían sus abuelos. Magdeburgo fue destruida en gran parte por un único bombardeo aéreo el 16 de enero de 1945, así que no había rastros de la casa de su familia, y ni siquiera de la calle en que había vivido. Entonces fuimos a Biere por la misma carretera por la que la habían arrastrado en aquel carro setenta y cinco años antes, y ella nos contó que aquella carretera, que todavía conservaba una pista de madera paralela al asfalto que en otra época se usaba para caballos y carretas, no había cambiado apenas. La casa de sus abuelos seguía en pie, aunque el jardín estaba muy crecido y descuidado. A sus abuelos los habían enterrado en el cementerio de la aldea, pero la ley alemana estipula que sólo tienes derecho a reposar en un cementerio un número limitado de años y, para su profunda decepción, cuando fuimos a mirar descubrimos que las lápidas habían desaparecido.

En las primeras semanas después de que me diagnosticaran cáncer avanzado, sin saber aún si la enfermedad se había extendido e iba a morir pronto, me sentaba a la mesa de la cocina y contemplaba la fotografía. Los físicos hablan de un «bloque de tiempo» o «universo de bloque», en virtud del cual el pasado, el presente y el futuro existen simultáneamente. En las ecuaciones de Einstein sobre la relatividad y el espacio-tiempo, el tiempo puede avanzar o retroceder: que se mueva siempre hacia delante no tiene nada de inevitable ni de irremediable. Al parecer, esa flecha del tiempo que domina nuestra vida, que hace envejecer nuestro cuerpo y finalmente nos mata, no tiene lugar en la física teórica. El presente es un lugar, y el pasado y el futuro son sencillamente otros lugares, así como el sitio en el que estoy en este momento es sólo uno entre los muchos más que hay en la superficie del planeta. Al contemplar los ojos infantiles de mi madre cuando mi propia vida podía estar llegando a su fin, me sentía más cerca que nunca de vivir en un bloque de tiempo con el pasado, el presente y el futuro combinados en un todo.

Epílogo

Seis meses después de terminar las sesiones de radioterapia, me hicieron otra medición de PSA. Aunque sabía
que era muy poco probable que el cáncer hubiera vuelto
a crecer, estaba muy ansioso por el posible resultado
del análisis de sangre desde varias semanas atrás, y casi
no podía pensar en otra cosa. Me habían dicho que me
llamarían a las once de la mañana, pero tuve que esperar
dos horas hasta que por fin sonó el teléfono y me infor-
maron de que el PSA había descendido a cero punto uno.
Es lo más bajo que puede llegar. No significa que esté
curado (como les gustaría pensar a mi familia y amigos).
El elevado PSA previo conlleva una probabilidad de recurrencia del setenta y cinco por ciento en los próximos
cinco años, pero en ese caso siempre se puede emplear
quimioterapia, de modo que es probable que todavía
viva unos años más, aunque nunca se puede estar seguro.
Esa incertidumbre me genera una pequeña punzada de
angustia. «Pero entonces ¿qué quieres?», me pregunto
con irritación. «¿Vivir para siempre? ¿Convertirte en
un viejo decrépito?» Y, una vez más, me maravillo de
mi propia incapacidad para aceptar la inevitabilidad
de mi muerte; su necesidad, de hecho.
   La llamada telefónica me produjo un gran alivio y
me dejé dominar por el equivocado optimismo de que

quizá mi vida volviera a ser como antes del diagnóstico. Después de un año de castración química, los efectos secundarios, consistentes sobre todo en una desagradable fatiga y debilidad muscular, estaban volviéndose bastante duros. Tal vez, me decía, la falta de energía era producto de la angustia, y ahora mejoraría. Al menos no necesitaría preocuparme por la posibilidad de que el cáncer volviera hasta el próximo análisis de PSA, que tendría lugar en seis meses. Estaría libre un tiempo.

Pero ese alivio no duró mucho, puesto que diez días después Putin invadió Ucrania y volví a un estado de ansiedad crónica y de ensimismamiento. Eso sí: me olvidé por completo del cáncer.

Hace treinta años, cuando fui por primera vez a Ucrania, el sistema médico era un reflejo en miniatura de la sociedad soviética y estaba dirigido por profesores totalitarios que no toleraban la menor discrepancia. Entonces me parecía que mi función era tanto política como médica, que ayudaba a los médicos jóvenes a rebelarse contra la monolítica jerarquía que los dominaba, pero ahora me doy cuenta de lo ingenuo que era y lo poco que entendía esa realidad. Probablemente, contribuí muy poco al avance de la medicina ucraniana; sin embargo, hice muchos buenos amigos y llegué a considerar ese país como mi segunda casa. Desde su independencia, en 1991, Ucrania ha luchado por dejar atrás su pasado bajo el yugo ruso. La libertad de la que ahora goza representaría una amenaza fatal para la cleptocracia despótica de Putin si se extendiera a Rusia y, antes de permitirlo, Putin prefiere que sus soldados perpetren atrocidades y matanzas.

En el momento en que escribo estas líneas, en la primavera de 2022, es imposible saber qué sucederá en Ucrania, más allá de que el país quedará devastado y habrá muchos miles de muertos y millones de desplazados. Pero los ucranianos lucharán hasta la muerte. Siempre supe que lo harían; no ven alternativa.

Llamo a mis amigos de Lviv y Kiev todos los días y a veces alcanzo a oír las sirenas de los ataques aéreos al fondo. Yo sé tanto sobre el curso de la guerra por los medios de comunicación como ellos, por lo que, irónicamente, hablamos del tiempo tanto como de los crímenes de guerra que están perpetrando Putin y sus soldados. El contraste entre su vida y la mía me resulta difícil de asumir, pero creo que les gusta oír mi voz y saber que todavía existe un mundo pacífico y civilizado más allá de la pesadilla en la que están sumidos, y que tantas personas en el mundo se preocupan por su destino. Las vidas de mis amigos han cambiado totalmente, como ocurrió con la de mi madre. Jamás soñé que viviría para ver cómo se repite la historia de un modo tan espantoso. No sé si alguna vez regresaré a Ucrania, ni siquiera si volveré a ver a mis amigos, pero tenemos la obligación de ser optimistas; si no lo somos, si nos rendimos, entonces no cabe duda de que el mal triunfará. Regresaré a Ucrania.

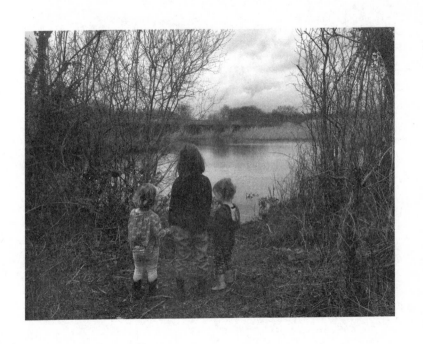

Agradecimientos

Muchos amigos leyeron los primeros borradores de este libro y todos me brindaron comentarios muy útiles. Me gustaría dar las gracias a Robert McCrum, J.P. Davidson, Erica Wagner, Sarah Marsh, Rachel Clarke, David Fickling, Gina Cowen, John Milnes, Paul Klemperer, Pedro Ferreira y Roman Zoltowski.

Una vez más estoy en deuda con mi editora Bea Hemming, que ha realizado una labor muy importante al desenmarañar el lío que le entregué, y mi agente, Julian Alexander, no se quedó atrás en su apoyo.

Este libro jamás habría visto la luz sin el amor y el aliento de mi esposa Kate.